国家科学技术学术著作出版基金资助出版

医学病毒图谱
Atlas of Medical Viruses

主　编　洪　涛　王健伟
副主编　宋敬东

科学出版社
北京

内 容 简 介

　　本书主要展示了人类致病病毒的透射电子显微镜照片 200 余张，包括负染及超薄切片照片，涵盖 21 个病毒科，对每个科病毒的形态特征进行了详细说明；并以疱疹病毒、流行性出血热病毒为例，对病毒形态发生进行描述。本书还简要介绍了每个科的病毒分类、生物学特性、致病性等。全书按照现行的病毒分类学（核酸类型）进行编排，附录了病毒样本的制备、病毒形态鉴别等内容。

　　本书是国内首部较为系统全面介绍病毒形态学理论、病毒形态及相关技术的图书，可供临床诊断、科学研究、教学及从事病毒形态研究的人员参考。

图书在版编目 (CIP) 数据

医学病毒图谱／洪涛，王健伟主编．—北京：科学出版社，2016.5
ISBN 978-7-03-047560-2

Ⅰ. 医…　Ⅱ. ①洪…　②王…　Ⅲ. 病毒病－图谱　Ⅳ. R511-64

中国版本图书馆 CIP 数据核字 (2016) 第 042713 号

责任编辑：沈红芬　马晓伟／责任校对：桂伟利
责任印制：肖　兴／封面设计：黄华斌

科学出版社 出版
北京东黄城根北街 16 号
邮政编码：100717
http://www.sciencep.com

北京凌奇印刷有限责任公司 印刷
科学出版社发行　各地新华书店经销
*
2016 年 5 月第 一 版　　开本：787×1092　1/16
2016 年 5 月第一次印刷　　印张：14
字数：320 000
POD定价：98.00元
（如有印装质量问题，我社负责调换）

致　谢

　　本书中的部分研究工作得到"艾滋病和病毒性肝炎等重大传染病防治"科技重大专项（2011ZX10004-001、2013ZX10004-101）和法国梅里埃基金会新发病原体合作项目的支持。

　　在本书编撰过程中，得到了美国得克萨斯大学 Frederick A. Murphy 教授、耶鲁大学 Caroline K. Y. Fong 博士等国际同行的大力支持，慷慨赠送并惠允使用其照片。感谢科学出版社惠允使用洪涛研究员在其出版社发表过的图片。本书的病毒样本部分来源于中国疾病预防控制中心病毒病预防控制所多个科室，包括病毒性肝炎室、病毒性出血热室、病毒性脑炎室、病毒性腹泻室、流行性感冒室、应急技术中心、狂犬病室、脊髓灰质炎室、曾毅院士实验室、侯云德院士实验室等。除此之外，中国疾病预防控制中心传染病预防控制所、中国医学科学院病原生物学研究所、北京生物制品研究所、德国科赫研究所等多家单位也提供了样本，在此一并表示感谢。

　　本书的文字撰写得到了中国疾病预防控制中心病毒病预防控制所屈建国副主任技师、鲁茁壮研究员、王敏副研究员，中国医学科学院病原生物学研究所任丽丽副研究员、郭丽副研究员，北京交通大学张莹副教授及首都医科大学附属北京天坛医院孙异临研究员的大力支持，在此表示感谢。

前　言

　　病毒很小，不仅肉眼看不到，即便最好的光学显微镜也无济于事，因此早先被称作"超微生物"。自从20世纪30年代发明了电子显微镜，科学家才逐渐揭开了病毒的面纱，病毒形态学也应运而生。如今，尽管有许多检测病毒的方法，并且各有所长，但只有电镜技术才能显示病毒的形态结构，而且可以在很短的时间（几分钟）内做出快速诊断。因此，尽管病毒学已经发展到分子病毒学时代，病毒形态学研究仍不可替代。

　　"百闻不如一见"道出了视觉观察不可取代的优越性，我们编辑病毒图谱的目的就是为实现"眼见为实"提供参考。本图谱是从我们多年积累的病毒照片中选其精华，加上世界著名病毒形态学泰斗Frederick A. Murphy教授等同行的无私之馈赠而编辑而成，为读者呈献了常见及重要的人类致病病毒的透射电镜照片。为便于查找，图谱按照现行的病毒分类学（核酸类型）进行编排，并对每种病毒的形态学特征加以说明。同时，结合编者自身的研究工作，还对轮状病毒、肾综合征出血热病毒、急性呼吸综合征冠状病毒的形态发生学进行了较深入的描述。作者希望，本图谱能为广大病毒学同道，尤其是为那些正在学习病毒学的学子们提供参考。

编　者

2016年1月

目 录

病毒形态学原理简介

"百闻不如一见"一语道破视觉在人类认识客观世界的关键作用。病毒形态学是研究病毒形态结构特征及其形态发生的一门学科。病毒的种类繁多，形态结构各异，大小也不相同。但病毒的形态具有独特性，可根据其形态特征进行病毒的检测和鉴定。因此，病毒形态学在病毒鉴定和病毒致病机制等研究方面发挥着重要作用。由于病毒很小（通常为 20 ～ 200nm），无法通过光学显微镜直接观察，研究病毒形态学必须借助电子显微镜技术（以下简称"电镜技术"）。

【病毒的化学组成和结构】

病毒的形态结构受到其化学组成的影响。病毒颗粒的基本化学组成是核酸和蛋白质，有的病毒还具有脂质包膜，这些化学成分形成病毒的各种结构（图1）。所有成熟的病毒至少是由一种或几种蛋白质和一种核酸（DNA 或 RNA）组成。一个完整的病毒颗粒通常由衣壳、核酸、包膜及刺突等结构组成（图2）。

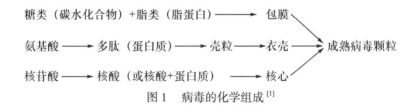

图 1 病毒的化学组成[1]

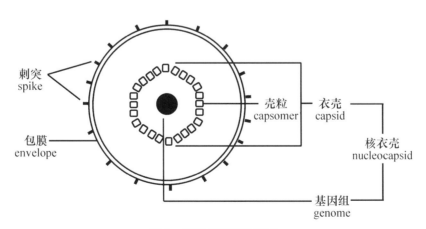

图 2 病毒的结构示意图

（一）衣壳

病毒衣壳（capsid）主要由蛋白质组成，衣壳内包裹着由病毒核酸和与其相结合的蛋白质等构成的病毒核心。病毒衣壳的形态是病毒分类或病毒鉴定的重要依据。衣壳由壳粒（capsomer）以非共价键方式结合形成，壳粒形成电镜下可见的形态亚单位（图3）。不同病毒的壳粒数目不同，如腺病毒有252个，疱疹病毒有162个，乳头瘤病毒则有72个。壳粒由蛋白质或多肽构成，是衣壳的化学亚单位或结构亚单位。病毒的衣壳具有多种功能，包括能够保护病毒核酸，使其免受核酸酶或其他理化因素的破坏；参与病毒感染细胞的过程，决定病毒对宿主细胞的嗜性；具有抗原性，诱导宿主产生特异性免疫反应等。

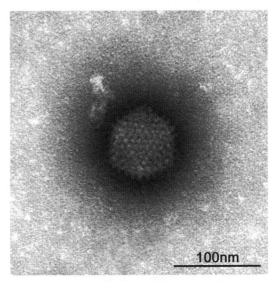

图 3　腺病毒，其壳粒清晰可辨

（二）核酸

病毒核酸是病毒基因组（genome）的重要组成部分，每个病毒只含有一种核酸，DNA 或者 RNA，决定病毒的遗传和变异特征。病毒的衣壳与其内部的病毒基因组等结构合称为核衣壳（nucleocapsid）。病毒核酸的形式多样化，如双链 DNA、单链 DNA、双链 RNA、单链 RNA（又分为正链 RNA 和负链 RNA）、分节段 RNA、线状 DNA 和 RNA、环状 DNA 等。DNA 病毒核酸多为双股（除细小病毒外），RNA 病毒核酸多为单股（除呼肠孤病毒外）。病毒核酸的类型及形式也是病毒分类的重要依据。

（三）包膜及刺突

除了蛋白衣壳与核酸等结构外，有些病毒还具有包膜（envelope）和刺突（spike）结构。病毒包膜由脂质组成，为脂质双层膜，来源于宿主细胞。包膜具有维系病毒结构、保护病毒衣壳的作用。包膜上的突起结构称为刺突（图4），刺突由蛋白质组成。刺突具有多种生物活性，是启动病毒感染（吸附、穿入）所必需的。脂溶剂可去除包膜使病毒丧失活性。基质蛋白位于包膜与核衣壳之间，具有支撑包膜、维持病毒结构的作用，并在病毒出芽成熟过程中发挥重要作用。

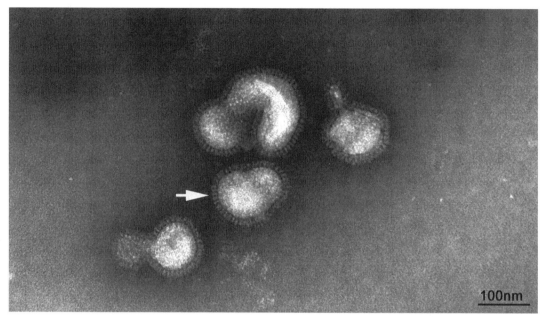

图4　流感病毒包膜上的刺突（箭头示）

【病毒的形态结构类型 [2, 3]】

病毒结构的形式很多。很多病毒呈立体对称结构，大致可以分为三种：二十面体立体对称结构、螺旋对称结构和复合对称结构。

（一）二十面体立体对称

二十面体立体对称（icosahedral symmetry）的病毒衣壳是由20个等边三角形组成的立体结构，包括12个顶角、20个三角面和30条边（图5）。病毒的顶角、三角面及边均由壳粒构成。腺病毒的结构是典型的二十面体立体对称。二十面体立体对称结构呈2-3-5轴对称（图5）。2-3-5轴对称是指以30条边的任何一条的中心点为中心，对准其相对边的中心点作为中轴，则相邻的两个位置形态总是相同；以20个三角面任何一个面的中心与其相对三角面的中心为轴旋转时，有三个位置相同；以12个顶的任何一个顶与其相对的顶作为中轴旋转时，有五个面形态相同互相对称。在二十面体立体对称病毒衣壳上，顶角的壳粒总是与周围五个相等的壳粒为邻，此壳粒称为五邻体（penton）；在三角面或边上的每个壳粒与其六个间距相等的壳粒为邻，此壳粒称为六邻体（hexon）。除痘病毒外，几乎所有脊椎动物DNA病毒核衣壳均为二十面体立体对称结构。部分RNA病毒核衣壳也呈二十面体立体对称结构，如星状病毒、杯状病毒、黄病毒、披膜病毒、小RNA病毒等。

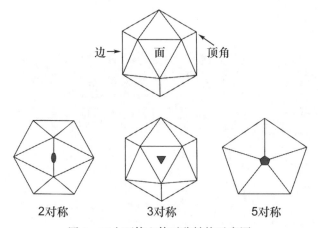

图5 二十面体立体对称结构示意图
2对称、3对称及5对称的轴的位置分别以椭圆、三角形及五边形表示。

（二）螺旋对称

螺旋对称（helical symmetry）的病毒衣壳沿着轴心进行螺旋排列，形成高度有序的结构。蛋白亚单体盘绕成对称的螺旋状或弹簧状衣壳，衣壳呈中空的圆筒状（图6），核酸位于其中。螺旋结构是一种螺旋状而不是简单堆砌的圆盘结构。一个螺旋由它的直径及螺距两个因素确定，螺旋式堆积具有均一结构的蛋白亚基。许多动物病毒为螺旋对称型，且包裹一层脂质膜。动物病毒中螺旋对称的病毒均属有包膜的单股RNA病毒，如弹状病毒、正黏病毒和副黏病毒等。

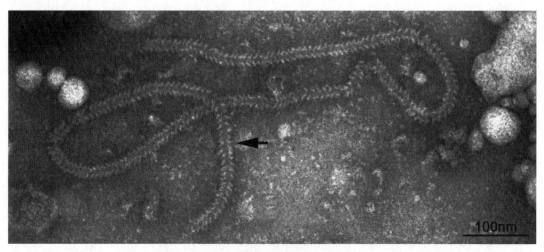

图6 仙台病毒的螺旋对称核衣壳（箭头示）

（三）复合对称

呈复合对称（complex symmetry）的病毒结构复杂，既有螺旋对称又有立体对称，仅少数病毒为复合对称结构。具有复合对称结构的典型例子是有尾噬菌体（tailed phage），病毒由头部、尾部、附属的尾盘和尾丝等结构组成，包装有病毒核酸的头部通常呈立体对称，尾部呈螺旋对称。动物病毒呈复合对称的目前仅见于痘病毒，其病毒核心呈对称的哑铃状，在病毒核心两侧有对称的侧体结构。

【主要参考文献】

［1］洪涛. 生物医学超微结构与电子显微技术. 北京：科学出版社. 1984：386-398.

［2］Harrison SC. Principles of virus structure. In: Knipe DM，Howley PM，eds. Fields Virology，6th ed. Philadelphia: Lippincott Williams & Wilkins. 2013：2160-2184.

［3］黄文林. 分子病毒学. 北京：人民卫生出版社. 2006：33-45.

第一章 DNA 病毒

第一节 痘病毒科（*Poxviridae*）

痘病毒科最受关注的人类病毒为天花病毒，该病毒导致的天花是一种烈性传染病，曾在人类历史上导致上亿人死亡。中国东晋时期（公元 340 年）葛洪记录的天花症状是人类最早的关于天花的可靠文字记载。1798 年英国医生琴纳发明了接种牛痘预防天花的方法，开启了人类预防病毒性传染病的先河。世界卫生组织于 1980 年宣布人类已经消灭了天花。一些动物痘病毒也可以感染人类，尤其是没有进行过痘苗免疫的人群，1970 年第一次记录了发生在西非和中非的猴痘病毒感染人事件[1]，其对人类的潜在威胁值得关注。

【基本特征】

根据宿主不同，痘病毒科分为脊椎动物痘病毒亚科（*Chordopoxvirinae*）和昆虫痘病毒亚科（*Entomopoxvirinae*）。脊椎动物痘病毒亚科分类见表 1-1-1[2]，该亚科中可导致人类疾病的病毒包括：天花病毒（*Variola virus*）、猴痘病毒（*Monkeypox virus*）、牛痘病毒（*Cowpox virus*）和人传染性软疣病毒（*Molluscum contagiosum virus*）等。昆虫痘病毒亚科感染昆虫。

表 1-1-1　脊椎动物痘病毒亚科分类

亚科	属	种（举例）
脊椎动物痘病毒亚科（*Chordopoxvirinae*）	正痘病毒属（*Orthopoxvirus*）	痘苗病毒（*Vaccinia virus*）、天花病毒（*Variola virus*）、猴痘病毒（*Monkeypox virus*）、牛痘病毒（*Cowpox virus*）
	副痘病毒属（*Parapoxvirus*）	口疮病毒（*Orf virus*）、伪牛痘病毒（*Pseudocowpox virus*）
	软疣痘病毒属（*Molluscipoxvirus*）	人传染性软疣病毒（*Molluscum contagiosum virus*）
	禽痘病毒属（*Avipoxvirus*）	鸡痘病毒（*Fowlpox virus*）、金丝雀痘病毒（*Canarypox virus*）
	山羊痘病毒属（*Capripoxvirus*）	山羊痘病毒（*Goatpox virus*）、绵羊痘病毒（*Sheeppox virus*）
	兔痘病毒属（*Leporipoxvirus*）	黏液瘤病毒（*Myxoma virus*）、野兔纤维瘤病毒（*Hare fibroma virus*）
	猪痘病毒属（*Suipoxvirus*）	猪痘病毒（*Swinepox virus*）
	鹿痘病毒（*Cervidpoxvirus*）	长耳鹿痘病毒（*Mule deerpox virus*）
	亚塔痘病毒属（*Yatapoxvirus*）	塔纳痘病毒（*Tanapox virus*）

痘病毒有包膜，对各种消毒剂（例如活性氯、碘伏、季铵盐类、氯己定葡萄糖酸盐、醛类、醇类等）敏感[3]。天花病毒能够在病人病灶处剥落的皮屑或结痂中存活长达 13 年[4]。天花病毒可在多种哺乳动物细胞和鸡胚中生长。多数副痘病毒易于在原代羊或牛细胞中生

长，但不能在鸡胚中生长[1]。成熟的痘苗病毒颗粒在氯化铯中的浮力密度是 1.272 g/cm$^{3[5,6]}$。

痘病毒基因组是线性双链 DNA，大小为 100kb（副痘病毒）～ 300kb（禽痘病毒），基因组两端有末端反向重复序列。病毒基因组编码 150 ～ 300 种蛋白质。成熟病毒的衣壳上有约 30 种未糖基化的蛋白，参与病毒吸附（A26L、A27L、D8L 等）、入胞（A16L、A21L、F9L 等）和病毒的形态发生（A9L、A13L、A14L 等），或与病毒毒力相关（A14.5L、F14.5L、I5L）。病毒的核心结构上有约 50 种蛋白，其中约 30 种是酶类，包括 RNA 聚合酶（含 RPO 147、RPO 132、PRO 35 等多个亚基）、加帽酶、多聚 A 聚合酶等；病毒核心的非酶蛋白有 A3L、A4L、A10L 等。在病毒最外层的脂质包膜上还有数种糖基化的病毒蛋白[1]。

痘病毒科中天花病毒和传染性软疣病毒两种病毒仅有人类宿主。天花病毒主要通过呼吸道飞沫传染，也可通过接触带毒的皮疹渗出物或渗出物污染的物品传播。天花病死率为 30% ～ 40%，以高热和皮肤出现脓疱为特征。传染性软疣病毒通过皮肤直接接触传染，引起传染性软疣。其他痘病毒如猴痘病毒（*Monkeypox virus*）、牛痘病毒（*Cowpox virus*）和口疮病毒（*Orf virus*）等偶可通过接触感染人类。人感染猴痘病毒后，除导致与天花病毒相似的症状外，还可导致颌下淋巴结、腹股沟淋巴结肿大。牛痘病毒主要导致感染部位（如手指）皮肤出现脓疱及疼痛。口疮病毒主要导致感染部位出现结节性和乳头瘤状皮肤损伤[1]。

【形态学与超微结构】

痘病毒在形态上有 3 个特征性结构：病毒衣壳外部具有条索状结构、一个双凹面的哑铃形核心体及核心体两侧的两个侧体。

1. 负染观察　除副痘病毒（呈卵圆形）之外的其他痘病毒几乎均呈砖形，大小约为 225nm×300nm，表面为条索状结构（图 1-1-1、图 1-1-2）。痘病毒可呈两种形态：一种为 M 型即桑葚状（mulberry），病毒颗粒表面随机排列众多条索状结构（图 1-1-1A）；另外一种呈囊状为 C 型（capsule），其表面缺乏条索状结构，边缘较 M 型平滑（图 1-1-1B）。有时可见 M 型病毒颗粒中心部位向外凸出，凸出部位的周边呈相对凹陷状态，当病毒侧立时其中央凸出部位更为明显（图 1-1-1C），凸出部位与病毒侧体部位相对应。副痘病毒呈卵圆形，大小约为 150nm×200nm，表面的条索呈平行状规则排列，不同方向的条索呈交叉状（图 1-1-3）。上述形态特点使得副痘病毒易于与其他痘病毒鉴别。有时可见痘病毒包被有脂质包膜（图 1-1-3）。

2. 超薄切片观察　病毒颗粒仅出现在细胞质内及细胞外，细胞核内无病毒颗粒（图 1-1-4、图 1-1-5）。不成熟的病毒颗粒由明显界限包绕而呈圆形或新月形，其体积较成熟颗粒大（图 1-1-6A）。有的不成熟病毒颗粒开口于细胞质内。病毒内部可呈空心状，也可部分或全部被高电子密度物质填充（图 1-1-6A）。不成熟的病毒颗粒多聚集形成包涵体结构，包涵体内可见高电子密度基质（图 1-1-6B），其参与病毒的包装。由于切面轴向及病毒成熟程度的不同，病毒颗粒在切片上的形态也有所差异。成熟的病毒颗粒可见其两个侧体及哑铃状核心（图 1-1-7A）。病毒颗粒也可呈圆形、椭圆形或砖形等不同形态（图 1-1-7B）。

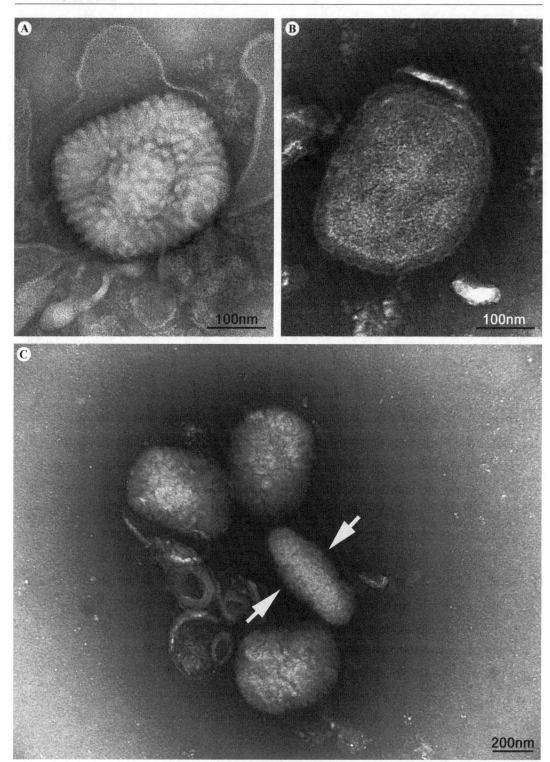

图 1-1-1 痘苗病毒形态（负染）

A. M型病毒颗粒，病毒表面有无序排列的条索状结构；B. C型病毒颗粒，病毒表面无条索状结构，边缘平滑；C. 箭头示侧立的病毒颗粒，病毒颗粒中心部位突起

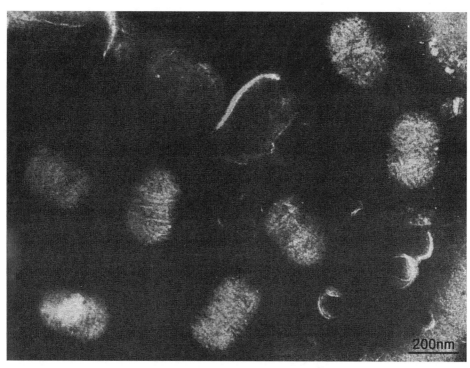

图 1-1-2　人传染性软疣病毒形态（负染）

病毒颗粒呈砖形，表面有无序排列的细长条索状结构。引自：洪涛等．人类病毒性肿瘤——传染性软疣病毒超微结构的研究．

微生物学报，1963，9（4）：321-333（略有修改）

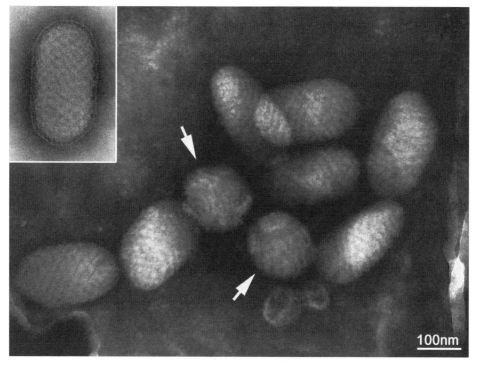

图 1-1-3　伪牛痘病毒形态（负染）

病毒颗粒呈卵圆形，其表面可见平行排列的条索状结构，该结构呈交叉状。箭头示纵立的病毒颗粒，插图示有脂质包膜包被的病毒颗粒

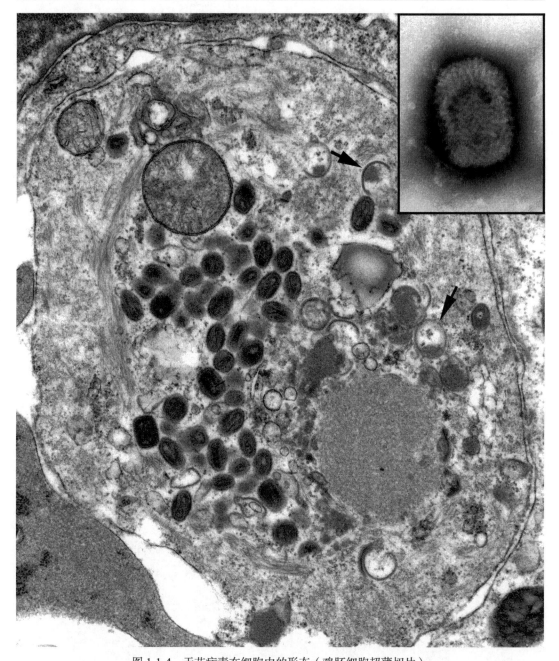

图 1-1-4 天花病毒在细胞内的形态（鸡胚细胞超薄切片）

细胞质内聚集大量呈高电子密度的病毒颗粒，病毒颗粒因切片位置不同而呈现不同形态，不成熟病毒颗粒呈新月形或圆形（箭头示），插图示天花病毒负染形态。本图由美国得克萨斯大学 Frederick A. Murphy 教授提供并惠允使用（略有改动）

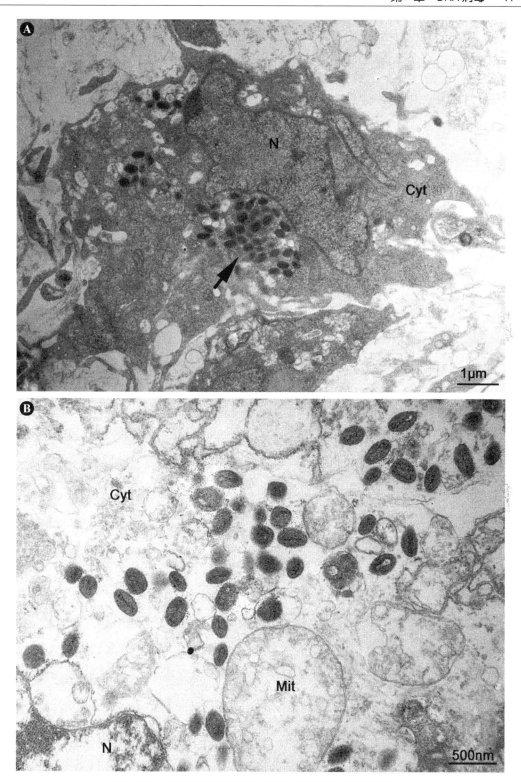

图 1-1-5　痘苗病毒感染鸡胚成纤维细胞形态（超薄切片）

A. 痘苗病毒颗粒位于细胞质内（低倍放大）；B. 细胞质内病毒颗粒因切面不同而呈现不同形状（高倍放大）。痘病毒虽然是 DNA 病毒．因其自身具有复制所需要的酶，可在细胞质内复制，细胞核内无病毒颗粒。N. 细胞核；Cyt. 细胞质；Mit. 线粒体

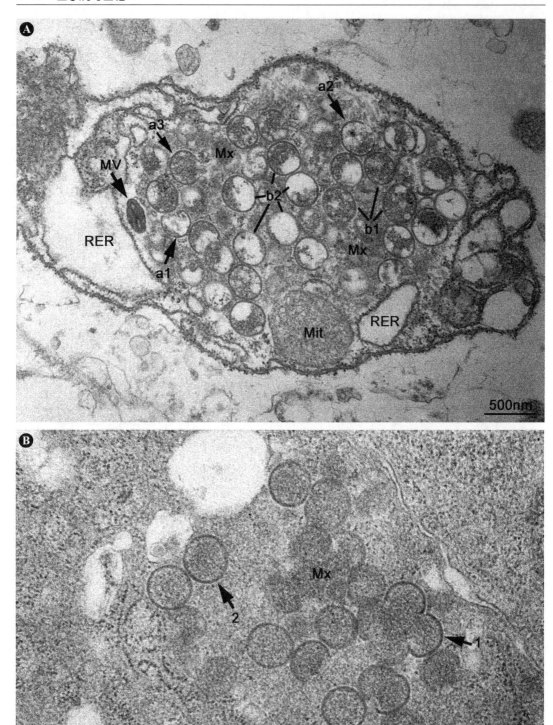

图 1-1-6　痘苗病毒感染鸡胚成纤维细胞的形态（超薄切片）

A. 细胞质内存在大量呈新月形（a1～a3）、圆形（b1，b2）不成熟的病毒颗粒，成熟的病毒颗粒（MV）较不成熟颗粒小且电子密度较高，病毒包装的部位有大量高电子密度基质（Mx）存在；B. 细胞质内未成熟的病毒颗粒，可见半月形（1）及圆环形（2）病毒颗粒，病毒内部有高电子密度物质填充。Mit. 线粒体；RER. 粗面内质网

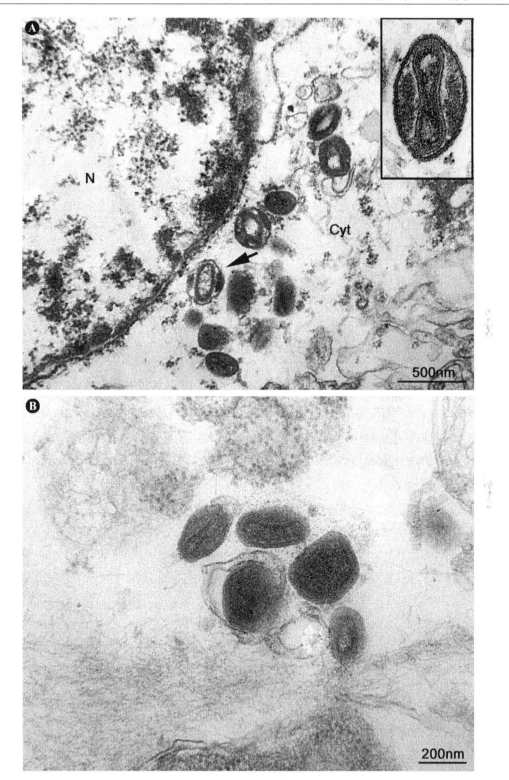

图 1-1-7　痘苗病毒感染鸡胚成纤维细胞的形态（超薄切片）

A. 箭头示病毒的侧体清晰可见，左上角插图示哑铃形核心及对称的两个侧体；B. 病毒颗粒不同切面呈现的形态。Cyt. 细胞质；
N. 细胞核

【主要参考文献】

[1] Damon IK. Poxviruses. In: Knipe DM，Howley PM，eds. Fields Virology. 6th ed. Philadelphia: Lippincott Williams&Wilkins. 2013: 2160-2184.

[2] International Committee on Taxonomy of Viruses. Virus Taxonomy: 2014 Release. http://www.ictvonline. org/virusTaxonomy.asp

[3] de Oliveira TM，Rehfeld IS，Coelho Guedes MI，et al. Susceptibility of vaccinia virus to chemical disinfectants. Am J Trop Med Hyg，2011，85（1）:152-157.

[4] McCollum AM，Li Y，Wilkins K，et al. Poxvirus viability and signatures in historical relics. Emerg Infect Dis，2014，20（2）:177-184.

[5] Byrd CM，Hruby DE. Screening for vaccinia virus egress inhibitors: separation of IMV，IEV，and EEV. Methods Mol Biol，2012，890:113-121.

[6] Hiller G，Eibl H，Weber K. Characterization of intracellular and extracellular vaccinia virus variants: N1-isonicotinoyl-N2-3-methyl-4-chlorobenzoylhydrazine interferes with cytoplasmic virus dissemination and release. J Virol，1981，39（3）:903-913.

第二节　疱疹病毒科（*Herpesviridae*）

疱疹病毒在自然界中广泛存在，可感染多种生物。单纯疱疹病毒（*Herpes simplex virus*，HSV）是第一个被发现的疱疹病毒科成员，19世纪后期即能在体外分离培养，也是迄今研究得最为深入的疱疹病毒。HSV在200多年前已经在实验条件下证实可在人之间传染，被确证为符合科赫法则的传染性病原体已接近100年。早在公元前3世纪就有类似生殖器单纯疱疹病毒感染的记载。[1]

【基本特征】

疱疹病毒科分为α、β、γ 3个亚科，包括10个属、200多种病毒。已经发现的人类疱疹病毒有8种（表1-2-1），分别为单纯疱疹病毒属的单纯疱疹病毒1型（HSV-1）和单纯疱疹病毒2型（HSV-2），水痘病毒属的水痘-带状疱疹病毒（*Varicella-zoster virus*，VZV），淋巴滤泡病毒属的EB病毒（*Epstein-Barr virus*，EBV），巨细胞病毒属的人巨细胞病毒（*Human cytomegalovirus*，HCMV），玫瑰疱疹病毒属的人疱疹病毒6型（*Human herpes virus 6*，HHV-6）、人疱疹病毒7型（*Human herpes virus 7*，HHV-7）和蛛猴疱疹病毒属的人疱疹病毒8型（*Human herpes virus 8*，HHV-8）[1, 2]。

疱疹病毒对热较敏感，但用1mol/L Na_2SO_4处理后可耐受50℃温度。在蛋白质溶液中病毒较为稳定，常用10%的马血清、兔血清或0.1%蛋白质、0.5%明胶保存病毒。HSV对脂溶解敏感。HHV-6在37℃以下较为稳定，对>42℃和pH<6.5条件敏感，浮力密度在氯化铯中为1.273g/cm³，在蔗糖中为1.176 g/cm³。CMV是一种不稳定的病毒，易被脂溶剂、低pH（<5）、热（37℃ 1h或56℃ 30min）、紫外线照射（5min）、20%乙醚（2h）灭活。在感染细胞的悬液中加入10%血清或10%二甲基亚砜，置-70℃或液氮中可长期保存病毒[3]。

　　α 亚科疱疹病毒在细胞培养中复制周期短，导致细胞病变作用强，容易破坏感染的细胞，在细胞培养中容易扩散，病毒常潜伏于神经节中；β 亚科疱疹病毒在细胞培养中复制缓慢，复制周期长，细胞到细胞的扩散速度慢，形成多核巨细胞。病毒在淋巴网状细胞中能维持潜伏形式，常潜伏于分泌腺、淋巴细胞和肾脏组织中；γ 亚科疱疹病毒能在淋巴母细胞中复制，可溶解上皮样细胞和成纤维细胞，常潜伏于淋巴细胞中。

　　HSV 能够在多种细胞中复制，分离病毒常用人胚肺、人胚肾、兔肾或地鼠肾细胞，传代细胞株如 HeLa（人宫颈癌细胞）、Vero（非洲绿猴肾细胞）、MA104D（罗猴胎肾细胞）等对病毒也十分敏感。HCMV 对宿主和组织培养均有严格的种属特异性，通常只有用自身宿主的成纤维细胞才能进行培养。可用人胚的肌皮、肺、睾丸等的成纤维细胞分离和培养。HHV-6、HHV-7 常用新鲜制备的人脐带血或外周血淋巴细胞进行分离培养，需加入植物血凝素（PHA）和白细胞介素 -2（IL-2）等以提高细胞的敏感性，传代人 T 淋巴瘤细胞株 SupT1 在 PHA 和 IL-2 存在的条件下也可支持 HHV-7 的生长繁殖[3, 4]。

　　疱疹病毒的基因组为线性双链 DNA，大小为 124～295kb。基因组编码多种蛋白质，包括病毒结构蛋白和非结构蛋白。结构蛋白包括衣壳蛋白、病毒体糖蛋白，非结构蛋白包括基因组编码的 DNA 多聚酶、胸腺激酶、DNA 复制 - 解旋酶等。病毒还编码其他位于包膜和衣壳之间的多种蛋白。HSV 至少有 7 种核衣壳蛋白，包括 VP4、VP19c、VP21、VP22a、VP23、VP24 和 VP26，构成病毒的衣壳结构。

　　疱疹病毒导致的疾病及致病机制举例如表 1-2-1[1～6]。

表 1-2-1　疱疹病毒导致的疾病及致病机制

病毒亚科	病毒	导致疾病	传播途径	致病机制
α 亚科	HSV-1	口唇疱疹、咽炎、角膜炎和散发性脑炎	直接接触	病毒感染黏膜并复制后转运至三叉神经节、颈上神经节、骶神经节、脊髓后根神经节或脑神经节内形成潜伏感染。当病毒被再次激活后导致发病部位的皮肤疱疹或黏膜溃疡
	HSV-2	新生儿疱疹、生殖器疱疹	性接触、产道垂直传播	
	VZV	水痘、带状疱疹	呼吸道飞沫传播	
β 亚科	HCMV	先天性巨细胞包涵体病、单核细胞增多症（嗜异性抗体阴性）、间质性肺炎	经胎盘垂直传播、密切接触、输血、器官或器官移植等	尚不清楚
	HHV-6	幼儿急疹、淋巴结腺病、玫瑰糠疹、HH-6 脑病、硬皮病等	唾液	感染多种细胞，包括淋巴细胞、巨噬细胞、内皮细胞、上皮细胞，最终感染外周血 CD4$^+$T 细胞
	HHV-7	幼儿急疹、玫瑰糠疹、扁平苔藓	唾液	尚不清楚
γ 亚科	EBV	传染性单核细胞增多症（嗜异性抗体阳性）、伯基特淋巴瘤、鼻咽癌、霍奇金病等	口腔传播	转化 B 淋巴细胞
	HHV-8	卡波西肉瘤	传播途径尚不清楚，可能与性传播和血液传播有关	尚不清楚

【形态学与超微结构】

1. 基本特点 疱疹病毒颗粒多呈球形，直径为 120 ～ 300nm，形态上完整的病毒颗粒由 4 种结构组成（图 1-2-1）。

（1）包膜：位于病毒的最外层，为脂质双层膜。其上排列由糖蛋白构成的刺突，长度为 8 ～ 10nm。

（2）皮质（tegument）：位于核衣壳与病毒包膜之间，其内包含 20 余种病毒编码蛋白，负染时多呈不对称、不规则絮状结构。

（3）衣壳：呈二十面体立体对称，直径约 100nm，由 162 个壳粒组成，其中 150 个为六邻体，11 个为五邻体。第 12 个五邻体部位是一个孔道，此孔道由 12 个衣壳孔道蛋白（capsid portal protein）构成。六邻体及五邻体分别由 6 个和 5 个主要衣壳蛋白（major capsid protein，MCP）构成。壳粒的纵切面大小约为 9.5nm×12.5nm，切面纵轴的中间为直径 4 ～ 5nm 的孔道，该孔道贯穿病毒壳粒。

（4）核心：最内层为 30 ～ 50nm 的核心，含有病毒 DNA 及 DNA 结合蛋白。

2. 负染观察 当染色剂穿透疱疹病毒颗粒的包膜时，可见到包膜、刺突、皮质及核衣壳结构（图 1-2-2A、图 1-2-3A、图 1-2-5A）。皮质区可见絮状结构。核衣壳多位于包膜的偏心位置，其轮廓多呈六边形（呈 2 对称或 3 对称时），壳粒清晰可辨，壳粒之间可见明显的空隙，壳粒的孔道结构明显。当染色剂穿透核衣壳时，核衣壳内部呈高电子密度的空心状（图 1-2-2B、图 1-2-4A、图 1-2-5B）或呈低电子密度的核心样结构（图 1-2-2C、D，图 1-2-3B，图 1-2-4B、C）。染色剂未穿透病毒包膜的病毒颗粒往往不易辨别。

3. 超薄切片观察 疱疹病毒感染的细胞核内可见六边形或环形的病毒衣壳。未包绕病毒基因组的衣壳呈空心状，包绕病毒基因组的衣壳内可见高电子密度的核心结构，核心呈圆形或近似圆形，核心结构与衣壳间可见明显的空隙（图 1-2-6、图 1-2-12、图 1-2-13）。病毒核衣壳在细胞核内包装完成后，通过细胞核内膜向核周隙内出芽（图 1-2-7），病毒衣壳进入核周隙后第一次获得包膜，成为原始包膜病毒（primary enveloped-virion，PEV），通常原始包膜病毒颗粒缺少皮质结构（图 1-2-8）。原始包膜病毒的包膜继而与细胞核外膜融合，之后核衣壳被释放进入细胞质内。进入细胞质内的核衣壳被近衣壳皮层蛋白（capsid-proximal tegument proteins）包绕，从而使衣壳的外周呈高电子密度（图 1-2-8）。进入细胞质内的核衣壳继续向细胞质内的囊泡结构（如高尔基体）内出芽，并逐渐被双层膜包绕，同时在内层包膜与衣壳之间形成皮质结构（图 1-2-9、图 1-2-14）。囊泡内的病毒颗粒继续向细胞膜处转运。最后，包绕病毒颗粒的囊泡外膜与细胞膜融合，将囊泡内病毒颗粒释放到细胞外。在细胞外成熟的病毒颗粒切面上可见刺突、包膜、皮质、衣壳、核心等结构（图 1-2-10）。通常情况下，细胞外成熟的疱疹病毒包膜内仅有一个位于其中心位置的核衣壳，偶尔可见病毒包膜内偏心位置的核衣壳或同一包膜内多个衣壳（图 1-2-11）。有时在细胞质中的囊泡内及细胞外可见均质高电子密度的圆形结构（图 1-2-15、

图 1-2-16），此种结构多见于巨细胞病毒感染的细胞内。此结构可以被抗体标记（图 1-2-17）。疱疹病毒的形态发生过程如图 1-2-18 所示。

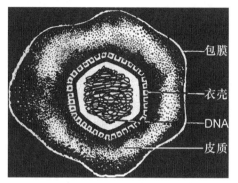

图 1-2-1 疱疹病毒结构示意图

引自：中国医学科学院.医学生物学电子显微镜图谱.北京：科学出版社.1978（略有改动）

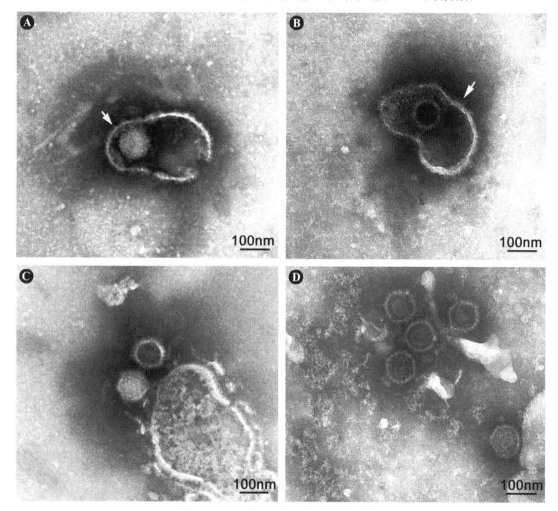

图 1-2-2 人单纯疱疹病毒形态（负染）

A. 完整病毒颗粒，染色剂穿透包膜而未穿透衣壳。可见刺突（箭头示）、皮质结构、中空的壳粒。B. 染色剂穿透病毒包膜和衣壳，皮质、刺突（箭头示）清晰可辨，衣壳呈中空状。C 和 D. 无包膜、呈六边形的病毒衣壳，中空状壳粒清晰可辨，核衣壳内可见核心结构

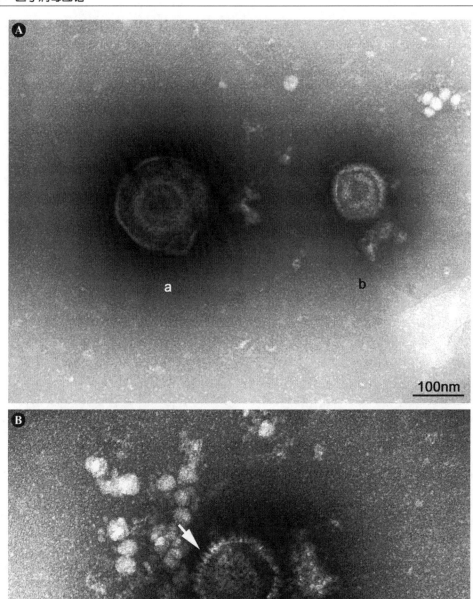

图 1-2-3　人巨细胞病毒形态（负染）

A. a 示完整病毒颗粒，包膜、皮质、核衣壳清晰可见；b 示病毒核衣壳。B. 无包膜结构的病毒核衣壳，其轮廓呈六边形，病毒壳粒呈空心柱状（箭头示），核心样物位于核衣壳内

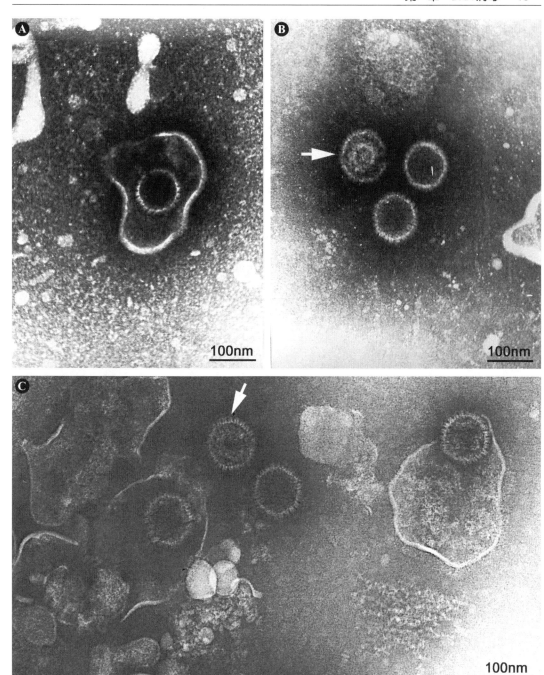

图 1-2-4 EB 病毒形态（负染）

A. 完整病毒颗粒，包膜及核衣壳被染色剂穿透，在包膜与核衣壳之间可见皮质结构；B. 病毒核衣壳，其中心有核心样结构（箭头示）；C. 箭头示呈空心柱状的病毒壳粒。病毒核衣壳轮廓呈六边形，可有包膜包被

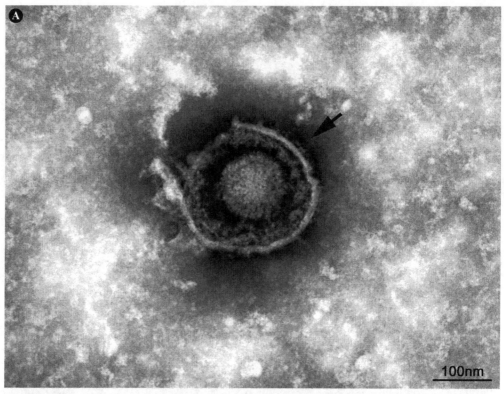

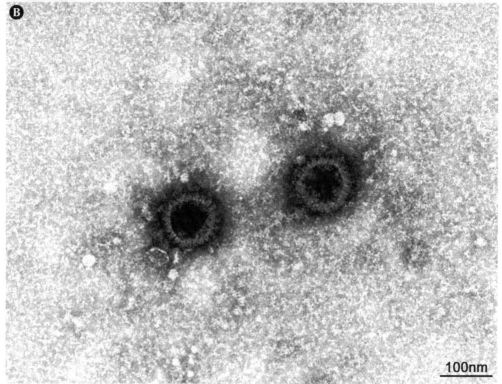

图 1-2-5　水痘－带状疱疹病毒形态（负染）

A. 完整病毒颗粒，包膜、皮质、衣壳清晰可见，包膜上有刺突（箭头示）；B. 染色剂穿入病毒衣壳，呈中空状

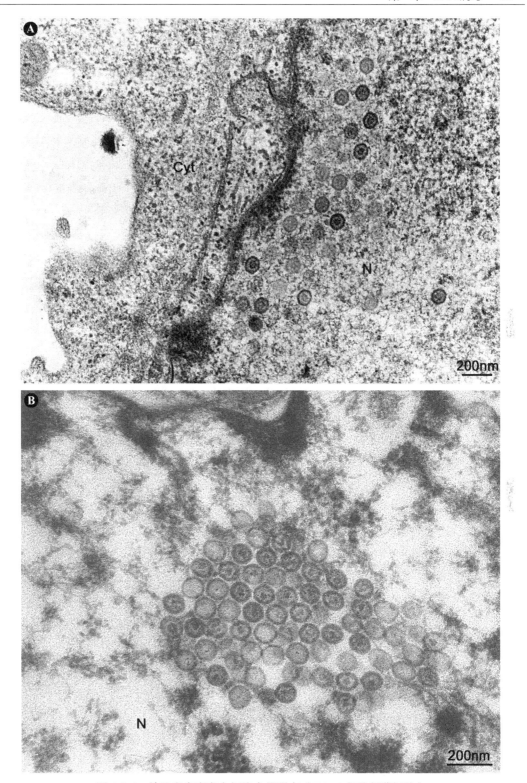

图 1-2-6　单纯疱疹病毒在细胞内的形态（HEp-2 细胞超薄切片）

A. 细胞核内的病毒衣壳（低倍放大）；B. 细胞核内聚集的病毒衣壳（高倍放大）。衣壳呈中空状或内含有高电子密度的核心，

衣壳轮廓多呈六边形。N. 细胞核；Cyt. 细胞质

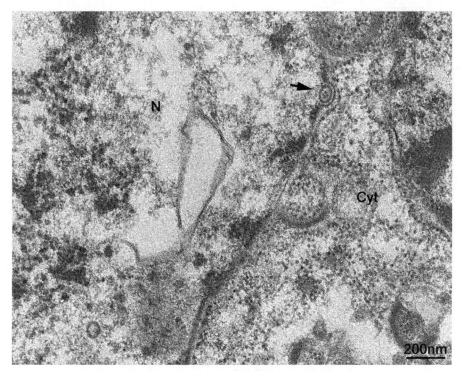

图 1-2-7　单纯疱疹病毒的核衣壳从细胞核内膜处向核周隙内出芽（箭头示）

N. 细胞核；Cyt. 细胞质

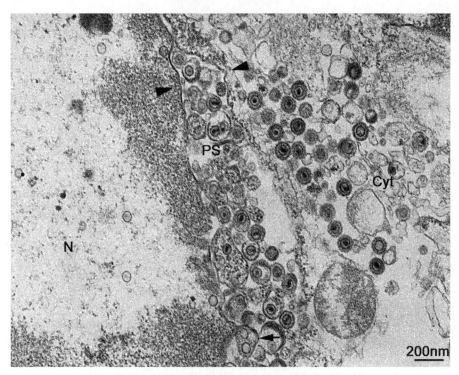

图 1-2-8　核周隙内的单纯疱疹病毒

三角示核周隙，其内有大量原始包膜病毒。箭头示核周隙内多个衣壳包裹于同一包膜内。在细胞质内可见大量被近衣壳皮质
蛋白包绕（呈高电子密度）的核衣壳。N. 细胞核；Cyt. 细胞质；PS. 细胞核周隙

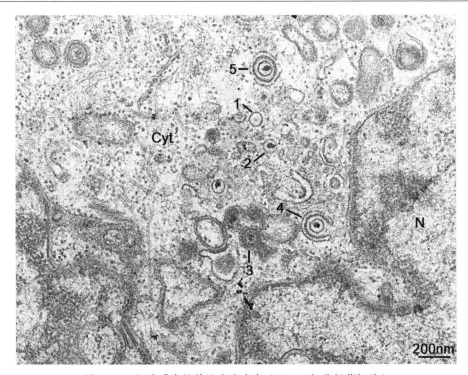

图 1-2-9　细胞质内的单纯疱疹病毒（HEp-2 细胞超薄切片）

1 示"空心"的病毒衣壳；2 示具有核样物的病毒衣壳；3 示被近衣壳皮层蛋白包绕的核衣壳；4 示部分被包膜包绕的核衣壳；
5 示被双层包膜包被的核衣壳。N. 细胞核；Cyt. 细胞质

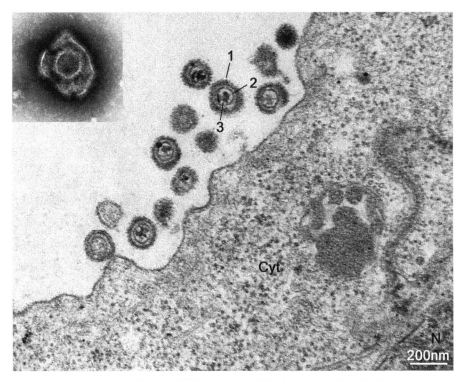

图 1-2-10　细胞外成熟单纯疱疹病毒形态（HEp-2 细胞超薄切片）

1 示病毒包膜及皮质；2 示衣壳；3 示核心。插图示负染的单纯疱疹病毒颗粒。N. 细胞核；Cyt. 细胞质

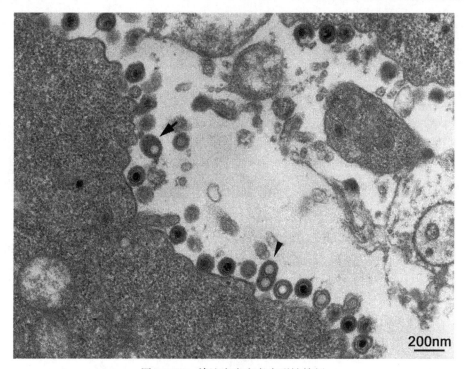

图 1-2-11　单纯疱疹病毒多形性特征

多数病毒的衣壳处于中心位置，少数病毒的核衣壳可处于病毒的偏心位置（箭头示），或多个衣壳位于同一包膜内（三角示）

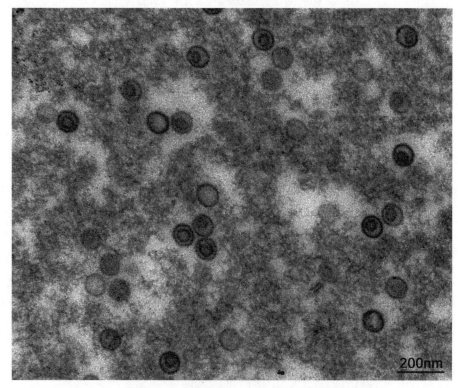

图 1-2-12　细胞核内 EB 病毒核衣壳形态（B985 细胞超薄切片）

细胞核内的大量"实心"和"空心"状病毒衣壳，核衣壳轮廓多呈六边形

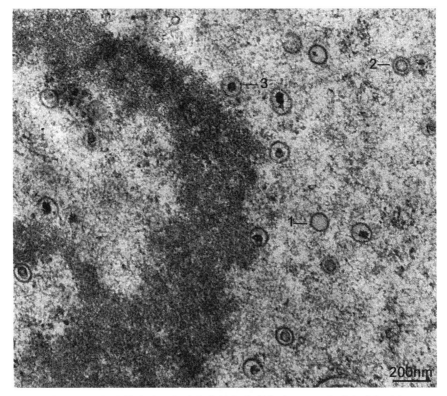

图 1-2-13　细胞核内人巨细胞病毒核衣壳形态（MRC-5 细胞超薄切片）

1 示"空心"状病毒衣壳；2 示某些衣壳内部存在"壳样"结构；3 示含有核样物的核衣壳

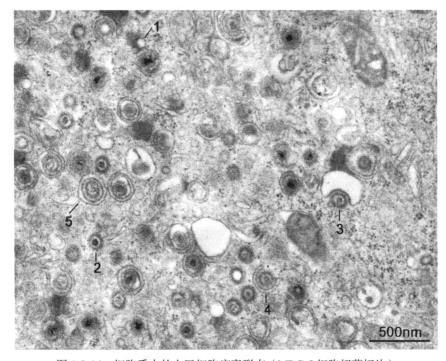

图 1-2-14　细胞质内的人巨细胞病毒形态（MRC-5 细胞超薄切片）

1 示被近衣壳皮层蛋白包绕的空心衣壳；2 示被近衣壳皮层蛋白包绕的实心衣壳；3 示向囊泡内出芽的核衣壳；4 示被两层包
膜部分包被的核衣壳；5 示被双层包膜包被的核衣壳

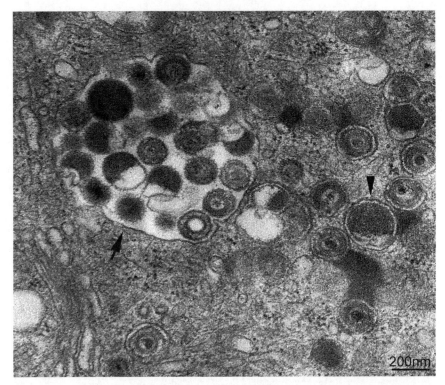

图 1-2-15　细胞内人巨细胞病毒相关的高电子密度结构（MRC-5 细胞超薄切片）
细胞质内的囊泡中存在均质高电子密度的圆形结构（箭头示）；细胞质内出现双层膜的均质高电子密度结构（三角示）

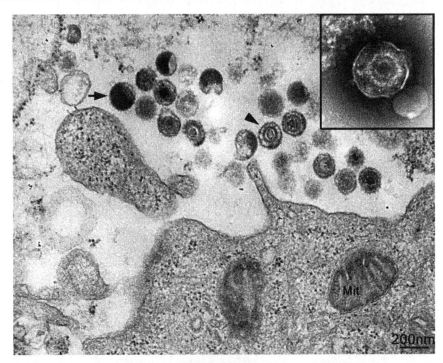

图 1-2-16　细胞外人巨细胞病毒颗粒形态（MRC-5 细胞超薄切片）
三角示细胞外核衣壳、皮质、包膜等结构清晰的成熟病毒颗粒；箭头示高电子密度的圆形结构。插图示人巨细胞病毒负染形态。
Mit. 线粒体

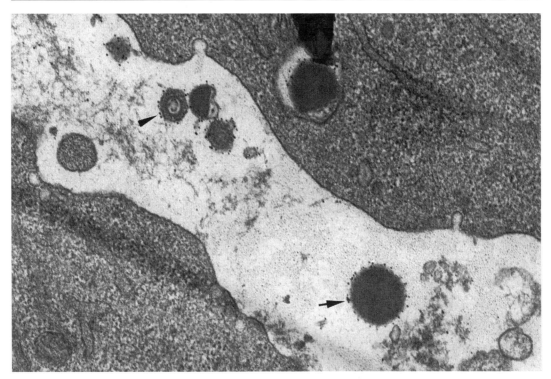

图 1-2-17　免疫胶体金颗粒标记细胞外人巨细胞病毒颗粒（MRC-5 细胞超薄切片）

免疫胶体金颗粒标记病毒颗粒（三角示）及高电子密度的圆形结构（箭头示）

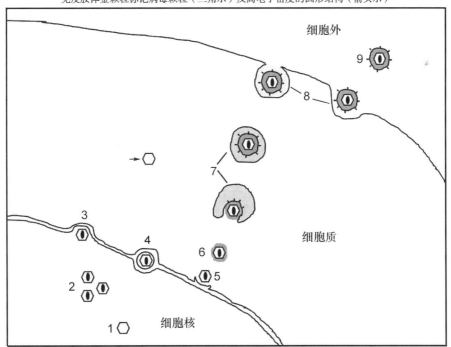

图 1-2-18　疱疹病毒的形态发生过程示意图（改编自参考文献 7）

衣壳在细胞核内组装（1）；病毒基因组进入衣壳形成核衣壳（2）；核衣壳向细胞周隙内出芽（3）；在细胞核周隙内形成原始包膜病毒（4）；原始包膜病毒的包膜与细胞核外膜融合后核衣壳进入细胞质内（5）；核衣壳周围被近衣壳皮层蛋白包绕（6）；并向囊泡内出芽，形成双层包膜（7）；随后向细胞膜转运，最终外层包膜与细胞膜融合（8）；病毒颗粒释放出细胞（9）。箭头示细胞质内的衣壳

【主要参考文献】

[1] Pellett PE, Roizman B. *Herpesviridae*. In: Knipe DM, Howley PM, eds. Fields Virology. 6th ed. Philadelphia: Lippincott Williams & Wilkins. 2013: 1802-1822.

[2] International Committee on Taxonomy of Viruses. Virus Taxonomy: 2014 Release. http://www.ictvonline. org/virusTaxonomy.asp.

[3] 黄文林. 分子病毒学第 2 版. 北京：人民卫生出版社. 2002: 630-680

[4] 金奇. 医学分子病毒学. 北京：科学出版社. 2001: 711-809.

[5] Wolz MM, Sciallis GF, Pittelkow MR. Human Herpesviruses 6, 7, and 8 from a dermatologic perspective. Mayo Clin Proc, 2012, 87（10）: 1004-1014.

[6] Edelman DC. Human herpesvirus 8 — a novel human pathogen.Virol J, 2005, 2: 78.

[7] Mettenleiter TC. Budding events in herpesvirus morphogenesis. Virus Research, 2004, （106）167-180.

第三节　腺病毒科（*Adenoviridae*）

1953 年，Rowe 等对人扁桃体腺样组织进行原代培养时，发现一种能够引起细胞发生病变的致病因子，1954 年从多例急性呼吸道感染的发热患者中分离到类似病原[1]，1956 年国际病毒分类委员会将此类病原命名为腺病毒。

【基本特征】

腺病毒科目前分为 5 个属：哺乳动物腺病毒属（*Mastadenovirus*）、禽腺病毒属（*Aviadenovirus*）、富 AT 腺病毒属（*Atadenovirus*）、唾液酸酶病毒属（*Siadenovirus*）和鱼腺病毒属（*Ichtadenovirus*）[2]。人类腺病毒属于哺乳动物腺病毒属，根据血清学、红细胞凝集、对啮齿动物的致癌性、对原代培养细胞的转化能力及基因组序列等特征，将人类腺病毒分为 A ～ G 共 7 个种，每个种又分为多个血清型，目前已发现近 70 个型[3]。

病毒颗粒在氯化铯中的浮力密度为 1.33 ～ 1.35 g/cm^3。人 5 型腺病毒（human adenovirus 5，HAdV-5）的沉降系数为 31S，人 2 型腺病毒（HAdV-2）的沉降系数为 32S。腺病毒在被感染的细胞匀浆中相当稳定，4℃条件下保存数周其感染性不降低，但提纯的病毒颗粒在同样条件下不稳定。腺病毒可抵抗脂溶剂、胰酶、RNA 酶和 DNA 酶，对酸碱度和温度的耐受范围较宽。对紫外线敏感，照射 30min 可灭活病毒[4]。原代人胚肾（primary human embryonic kidney，HEK）细胞是培养腺病毒的最佳细胞。293 细胞是 HAdV-5 E1 区转化的人胚肾细胞，除了 F 种的 HAdV-40 和 HAdV-41 外，其他腺病毒在 293 细胞系中均可良好生长。其他上皮细胞系，如人喉癌上皮细胞（HEp-2）、人宫颈癌细胞（HeLa）、人口腔表皮样癌细胞（KB）和人肺腺癌细胞（A549）也可以用于腺病毒的分离培养[4]。

腺病毒基因组为线性双链 DNA。人腺病毒基因组长 34 ～ 36 kb，其两端是反向末端重复序列（ITRs），包含 5 个早期转录单位（E1A、E1B、E2、E3 和 E4）、3 个延迟早期转录单位（IX、IVa2 和 E2 late）和一个晚期转录单位。晚期基因分为 L1、L2、L3、L4

和L5 5组，表达产物主要是衣壳蛋白、病毒基因组结合蛋白及相关的组装蛋白[5]。人腺病毒颗粒含有约11种蛋白，其中六邻体（hexon）、五邻体（penton）和纤维（fiber）等是构成病毒衣壳的主要蛋白。六邻体由同源三聚体构成。五邻体由五邻体基（penton base）和纤维构成。五邻体基由同源五聚体构成，纤维由同源三聚体构成，纤维通过其N端与五邻体相结合。纤维的C端形成球形，称为球部，可与细胞表面的病毒受体结合；纤维的尾部与球部之间的中间部位即为杆部，不同腺病毒的杆部长度有所不同[3~6]。

　　人腺病毒在全球范围内传播，可在人呼吸道、眼结膜、胃肠道和膀胱等上皮细胞内繁殖，导致人类多种疾病，不同的亚种引起的临床症状不尽相同（表1-3-1）[3, 4]。

表 1-3-1　人腺病毒感染引起的疾病 [3]

病毒种	病毒型别	相关疾病
HAdV-A	12、18、31	隐性肠道感染
HAdV-B	3、7、11、14、16、21、34、35、50、55	结膜炎、急性呼吸道感染、出血性膀胱炎、中枢神经系统感染
HAdV-C	1、2、5、6	呼吸道感染
HAdV-D	8、9、10、13、15、17、19、20、22~30、32、33、36~39、42~49、51、53、54	导致免疫缺陷或艾滋病患者角结膜炎
HAdV-E	4	结膜炎、急性呼吸道感染
HAdV-F	40、41	婴儿腹泻
HAdV-G	52	胃肠炎

【形态学与超微结构】

　　1. 负染观察　腺病毒呈典型的二十面体立体对称，直径约80nm，无包膜。病毒颗粒具有252个壳粒，负染时清晰可辨（图1-3-1）。二十面体的顶角壳粒为12个五邻体，其他240个非顶角壳粒为六邻体。五邻体的纤维突出于病毒的顶点部位，因制样时容易脱落，很难在病毒颗粒上见到。纤维的长度为10~30nm，分为尾、杆和头三部分。除HAdV-40和HAdV-41外，其他人类腺病毒只用一种纤维。经过氯化铯超速离心纯化的病毒样本中可见脱落的纤维及病毒壳粒（图1-3-2）。有时在腹泻的粪便标本里可以看到大量腺病毒颗粒。

　　2. 超薄切片观察　病毒在细胞核内包装，在切片上病毒颗粒首先出现在细胞核内。病毒颗粒可在细胞核内及细胞质内聚集形成晶格状排列（图1-3-3、图1-3-4）。在HAdV-5感染的293细胞的细胞核内及细胞质内可出现规则排列的管状结构形成的包涵体（图1-3-5、图1-3-6），此包涵体由病毒五邻体成分组成[7]。

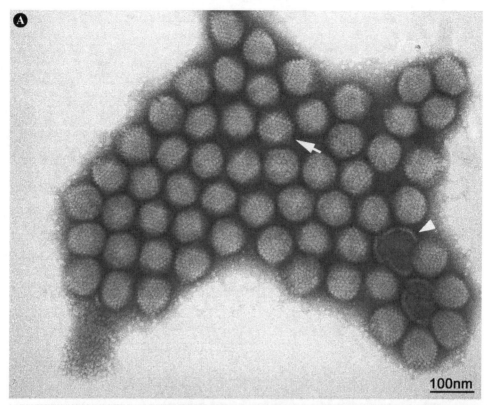

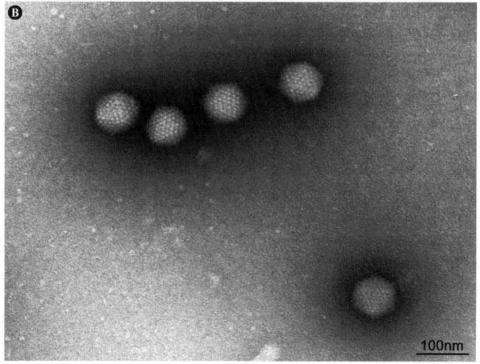

图 1-3-1　腺病毒形态（负染）

A. 人腺病毒 5 型，壳粒、五邻体、六邻体均清晰可辨，箭头示呈 2 对称的病毒颗粒，三角示破碎的病毒颗粒；B. 人腺病毒
41 型

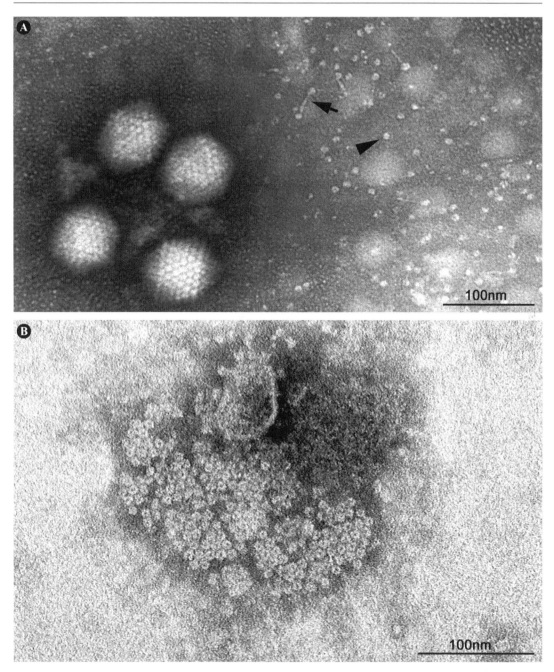

图 1-3-2 人腺病毒 5 型壳粒形态（负染）
A. 三角示游离的壳粒，箭头示游离的纤维；B. 病毒衣壳解体后的壳粒（高倍放大）

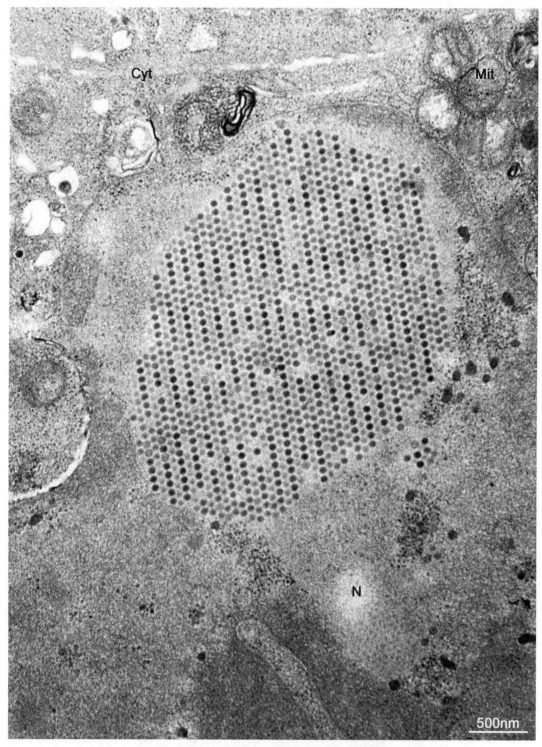

图 1-3-3　细胞核内人腺病毒 5 型形态（293 细胞超薄切片）

病毒颗粒呈结晶状排列，形成巨大包涵体结构。Cyt. 细胞质；N. 细胞核

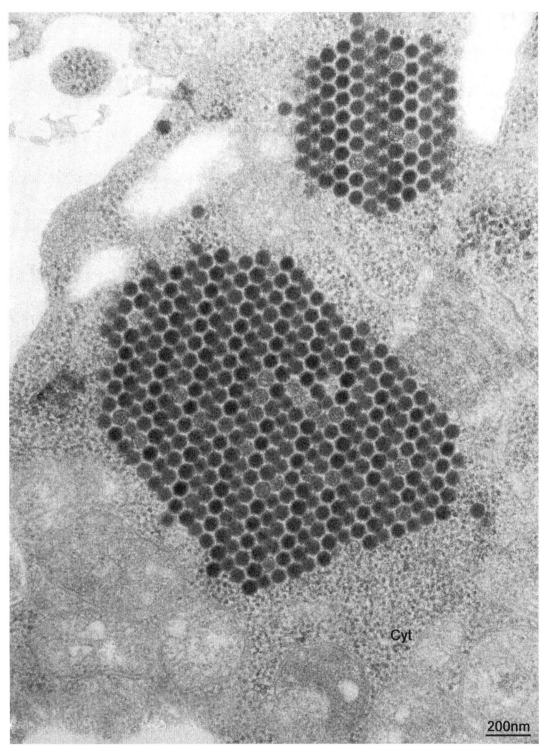

图 1-3-4　细胞质内人腺病毒 5 型形态（293 细胞超薄切片）

病毒颗粒呈结晶状排列，形成巨大包涵体结构。Cyt. 细胞质；N. 细胞核

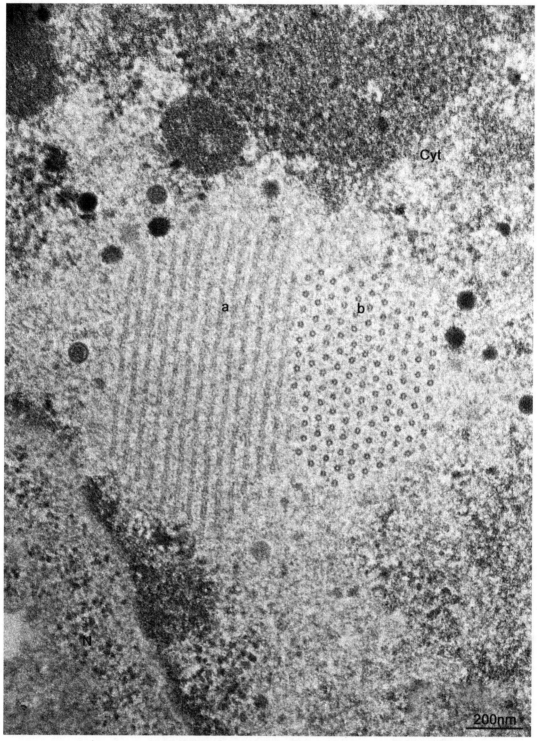

图 1-3-5　细胞质内人腺病毒 5 型五邻体成分形成的包涵体结构（293 细胞超薄切片）

由五邻体组分形成的管状结构规则排列形成包涵体，包涵体边缘有散在的病毒颗粒。a 示管状结构的纵切面；b 示管状结构的横断面。Cyt. 细胞质；N. 细胞核

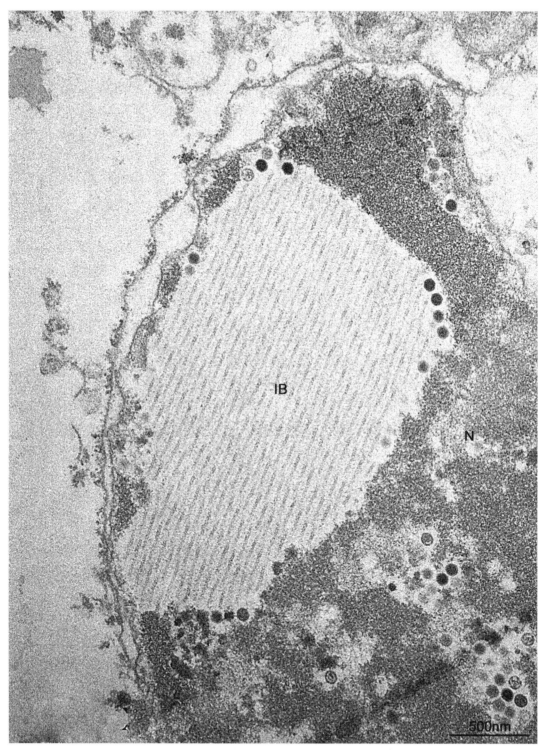

图 1-3-6　人腺病毒 5 型五邻体成分形成的包涵体（293 细胞超薄切片）
图示包涵体的管状结构斜切面，包涵体周围包绕病毒颗粒。N. 细胞核；IB. 包涵体

【主要参考文献】

[1] Hilleman MR，Werner JH. Recovery of new agent from patients with acute respiratory illness.Proc Soc Exp Biol Med，1954，85:183-188.

[2] International Committee on Taxonomy of Viruses. Virus Taxonomy: 2014 Release. http://www.ictvonline. org/virusTaxonomy.asp

[3] Berk AJ. *Adenoviridae*. In: Knipe DM，Howley PM，eds. Fields Virology. 6th ed. Philadelphia: Lippincott Williams&Wilkins. 2013: 1704-1767.

[4] 金奇 . 医学分子病毒学 . 北京：科学出版社 . 2001： 691-710.

[5] Doerfler W. Adenovirus DNA: the viral genome and its expression.Boston: Martinus Nijhoff publishing. 1986.

[6] Nemerow GR，Stewart PL，Reddy VS. Structure of human adenovirus.Curr Opin Virol,2012,2(2):115-121.

[7] Franqueville L，Henning P，Magnusson M，et al. Protein crystals in adenovirus type 5-infected cells requirements for intranuclear crystallogenesis，structural and functional analysis. PLoS One，2008，3（8）:e2894

第四节　乳头瘤病毒科（*Papillomaviridae*）

1933年,Richard Shope 鉴定出第一个动物乳头瘤病毒——棉尾兔乳头瘤病毒(cottontail rabbit papillomavirus，CRPV），CRPV 也是确认的第一种 DNA 肿瘤病毒[1, 2]。乳头瘤病毒宿主范围广泛，包括哺乳动物、鸟类、爬行动物等，但迄今尚未发现感染无脊椎动物的乳头瘤病毒。乳头瘤病毒的感染具有种属特异性，通常导致皮肤和黏膜产生疣和乳头状瘤[2]。人乳头瘤病毒（human papillomavirus，HPV）存在多种基因型，其中有些基因型与宫颈癌等人类肿瘤有关[2]。

【基本特征】

乳头瘤病毒科包括 29 个病毒属、189 个基因型。乳头瘤病毒属的名称按照希腊字母表顺序命名。HPV 分属于 α、β、γ、μ、ν 5 个属，已发现有 120 个基因型[3]。根据 HPV 感染部位的不同，可将其分为嗜皮肤性和嗜黏膜性两大类。按照其致癌性可以将其分为低危型和高危型[4]。

HPV 在氯化铯中的浮力密度为 1.34 g/cm³。HPV 经乙醚、酸或 50℃处理 1h 仍有活力。100℃处理 1h 可以破坏 HPV-11 在 SCID 小鼠异位移植模型的表达。HPV 可以被高温、高压和 70% 乙醇灭活。至今没有成熟的 HPV 细胞培养系统，只有免疫缺陷鼠原位或异位移植 HPV 感染的人组织可以维持 HPV 的循环感染[5]。

HPV 基因组为双链环状 DNA，大小为 7.2 ～ 8.0kb，分为早期转录区（E 区）、晚期转录区（L 区）和非转录区 3 个功能区。E 区长约 4.5kb，编码 E1、E2、E4、E5、E6、E7 等早期蛋白，参与病毒 DNA 复制、转录、翻译调控和细胞转化等。L 区长约 2.5kb，编码主要衣壳蛋白 L1 和次要衣壳蛋白 L2 两种衣壳蛋白。非转录区长约 1kb，含有 HPV 基因组 DNA 的复制起点和 HPV 基因表达所必需的调控元件，调控病毒的转

录与复制 [3, 6]。

低危型 HPV 主要包括 6、11、34、40、42、43 和 44 等型别，这些 HPV 导致的病变通常不进展为恶性病变，主要导致非肛门生殖器皮肤疣、口腔和喉乳头瘤，以及肛门生殖器尖锐湿疣等，大约 90% 的生殖器疣与 HPV6 和 HPV11 有关；高危型 HPV 多与宫颈病变和宫颈癌有关，主要包括 16、18、31、33、35、39、45、51、52、56、58、59、68 和 73 等型别，在 75% 以上的宫颈癌中发现的是 l6、18、31 和 45 型 [3, 7]。嗜皮肤性 HPV 通过被感染者与感染者病变部位直接接触传播，或与被污染的物体接触而间接传播。感染者本身也可由病变部位直接接种到身体的其他部位，母婴之间垂直传播见于生殖道感染 HPV 的母亲在分娩过程中传播给新生儿。生殖道 HPV 感染率与性行为关系密切 [3, 7]。

【形态学与超微结构】

HPV 为无包膜球形病毒，直径 52 ～ 55nm，衣壳呈立体对称，由 72 个壳粒组成，其中包含 60 个六邻体和 12 个五邻体。每个壳粒由 5 个 L1 蛋白分子和 1 个 L2 分子构成，病毒基因组被包绕于衣壳内。由于无法培养，目前对 HPV 形态的了解更多地来自于对基因工程表达的 HPV 的 L1 蛋白或 L1 与 L2 蛋白形成的病毒样颗粒（virus-like particle，VLP）的研究。负染条件下，VLP 形态与病毒颗粒相似，多数情况下负染形态呈空心球形，大小均一，壳粒清晰可见（图 1-4-1、图 1-4-2）。

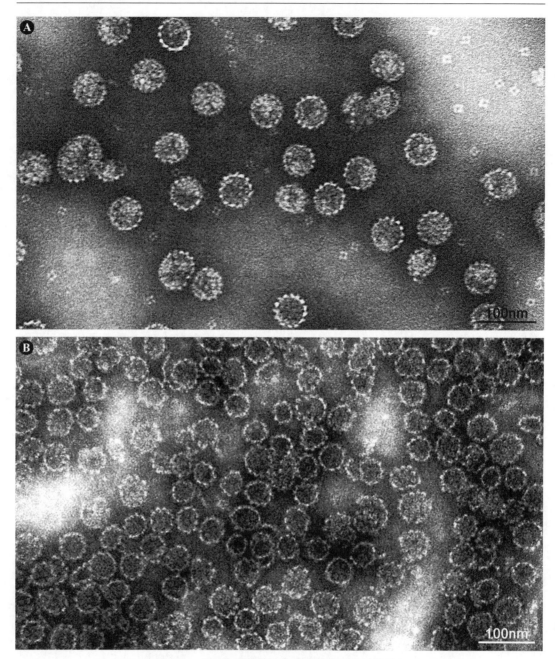

图 1-4-1 人乳头瘤病毒病毒样颗粒的形态（负染）
A. 酵母表达的 HPV18 病毒样颗粒；B. 大肠杆菌表达的 HPV16 病毒样颗粒

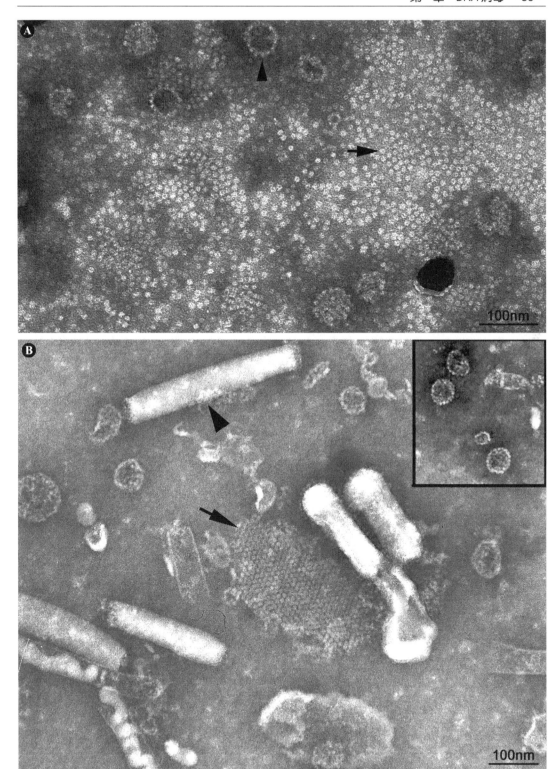

图 1-4-2 人乳头瘤病毒壳粒形态（负染）

A. 箭头示酵母表达的 HPV18 病毒样壳粒，三角示病毒样颗粒；B. 箭头示杆状病毒－昆虫细胞表达系统表达的 HPV16 壳粒，三角示杆状病毒，插图示 HPV16 病毒样颗粒

【主要参考文献】

[1] Shope RE, Hurse EW. Infectious papillomatosis of rabbits with a note on the histopathology. J Exp Med, 1933, 58:607-624.

[2] Howly PM, Schiller JT, Lowy DR. Papillomaviruses. In: Knipe DM, Howley PM, eds. Fields Virology. 6th ed. Philadelphia: Lippincott Williams & Wilkins. 2013: 1662-1703.

[3] Bernard HU, Burk RD, Chen Z, et al. Classification of papillomaviruses (PVs) based on 189 PV types and proposal of taxonomic amendments. Virology, 2010, 401 (1): 70-79.

[4] Bottalico D, Chen Z, Dunne A, et al. The oral cavity contains abundant known and novel human papillomavir uses from the Betapapillomavirus and Gammapapillomavirus genera. J Infect Dis, 2011, 204 (5):787-92.

[5] Richman DD, 等. 临床病毒学. 第 3 版. 陈敬贤等译. 北京: 科学出版社. 2012: 612-654.

[6] Harari A, Chen Z, Burk RD. HPV genomics: Past, present and future. Curr Probl Dermatol, 2014, 45: 1-18.

[7] Bravo IG, Marta Félez-Sánchez. Papillomaviruses: Viral evolution, cancer and evolutionary medicine. Evol Med Public Health, 2015, 1: 32-51.

第五节　多瘤病毒科（*Polyomaviridae*）

多瘤病毒（polyomavirus，PyV）是一类能感染鸟类和哺乳类动物的病毒[1]。1958 年发现了第一个 PyV——鼠多瘤病毒；1960 年分离了第二个 PyV——猴病毒 40（simian virus 40，SV40）；1971 年首次从霍奇金淋巴瘤患者脑组织中分离到人 JCPyV，从肾移植患者尿液中分离到 BKPyV；2007 年在下呼吸道感染的儿童鼻洗液中发现 WUPyV 和 KIPyV；2008 年从罕见的皮肤 Merkel 恶性肿瘤中检测到 Merkel PyV（MCPyV）；从健康成人皮肤或毛囊中分别发现 HPyV6 和 HPyV7；2010 年从皮肤上发现了 *Trichodysplasia spinulosa*（TS）相关 PyV(TSPyV)；2011 年从肾移植患者血清中发现了 HPyV9；2012 年在疣、低丙种球蛋白血症、感染和骨髓粒细胞缺乏综合征患者皮肤中发现 HPyV10，同年在粪便样本中发现 MMWPyV，在人肝脏组织中发现 HPyV12，在胰腺中发现 New Jersey PyV（NJPyV），在儿童粪便样本中发现 STLPyV[1～5]。

【基本特征】

目前，多瘤病毒科仅有一个属，即多瘤病毒属[1]，已明确分类的有 13 个种，其中已知感染人类的有 JCPyV、BKPyV 和人 PyV。上述提及的新发现的 PyV 尚未完成分类。

成熟的病毒颗粒在氯化铯中的密度为 1.34 g/ml，空心病毒颗粒为 1.29 g/ml。病毒耐热，对脂溶性去污剂不敏感[1]。pH ≤ 3 条件可灭活病毒。SV40 的热灭活需 95℃ 1h 以上，β-丙内酯、氢氧化钠和甲醛溶液可灭活病毒[6, 7]。JCPyV、BKPyV 和 SV40 均可在原代人胎儿神经胶质细胞中复制。JCPyV 在人胚肾细胞（HEK-293）和人内皮细胞中也可繁殖，但生长缓慢。BKPyV 容易在人胚肾细胞（HEK-293）和原代人胎儿神经胶质细胞（PHFG）及猴肾细胞系（Vero）中复制繁殖[8]。WUPyV、KIPyV、McPyV、HPyV6/7/9/10/12、MMWPyV、NJPyV、STLPyV 和 TSpyV 尚不能用传代细胞系分离培养[1～5]。

PyV 基因组为双链闭合环状 DNA，大小约为 5 kb。病毒基因组包括早期和晚期编码区。早期编码区编码大 T 抗原（LTAg）和小 T 抗原（STAg），晚期编码区编码结构蛋白 VP1、VP2 和 VP3 及调节区。病毒衣壳由 VP1 和 VP2 或 VP3 蛋白构成。VP1 蛋白最大，小部分以磷酸化的方式存在，与调节受体的结合有关，重组表达可形成病毒样颗粒（virus-like particle，VLP）。VP2 和 VP3 蛋白从同一个 mRNA 翻译而来，VP2 分子包含着 VP3 的序列[1]。

人 PyV 的初次感染发生在婴幼儿时期[1, 9, 10]，以持续感染为主，主要在免疫缺陷的成人中导致疾病。BKPyV 与移植性肾病和出血性膀胱炎有关，在人类腺瘤、胰岛细胞和胰岛细胞瘤中可检出 BKPyV 的 DNA。在干细胞移植患者肺组织、扁桃体和腮腺中曾检测到 BKPyV。JCPyV 与进行性多灶性白质脑病有关，骨髓、脾等淋巴组织和扁桃体基底细胞及 CD34+ 造血干细胞对 JCPyV 均敏感。BKPyV 和 JCPyV 均可在尿液中检出。MCPyV 与 Merkel 细胞瘤的发生有关，可在血液中检出[11]。TSPyV 则与一种罕见的多发生在免疫耐受人群的皮肤病有关。WUPyV 和 KIPyV 的致病性尚不清楚，在呼吸道样本、粪便、尿液、血浆中可检测到其核酸成分。

【形态学与超微结构】

多瘤病毒颗粒为球形，直径 40 ～ 45nm，无包膜。病毒衣壳由 72 个壳粒构成，每个壳粒体由 5 个 VP1 和 1 个 VP2 或 VP3 蛋白构成，仅有 VP1 暴露在衣壳外表面。基因工程表达的 JCPyV 的 VLP 形态与其病毒形态相似（图 1-5-1）。多瘤病毒在宿主细胞核内组装，在细胞切片上可见细胞核内聚集大量病毒颗粒（图 1-5-2）。

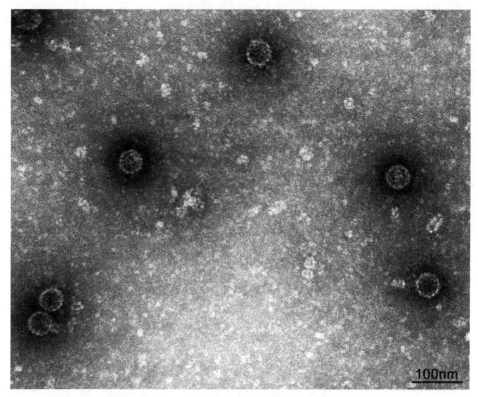

图 1-5-1　大肠杆菌中重组表达的 JC 多瘤病毒病毒样颗粒的形态（负染）

本图引自：赵洪兰等 . 多瘤病毒样颗粒的制备及血清学检测方法的建立 . 疾病监测，2013，28（11）：936-939

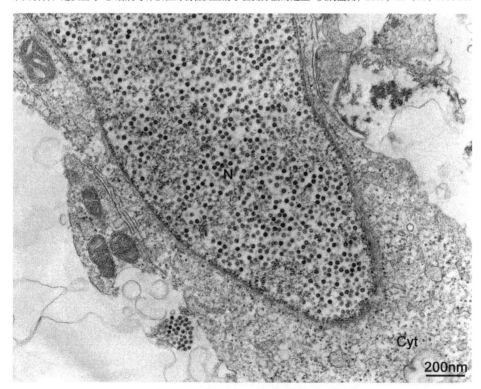

图 1-5-2　SV40 在恒河猴肾细胞中的形态（超薄切片）

细胞核被大量病毒颗粒占据。N. 细胞核；Cyt. 细胞质。本图由美国耶鲁大学 Caroline K.Y. Fong 博士提供并惠允使用

【主要参考文献】

[1] Decaprio JA, Imperiale MJ, Major EO. Polyomaviruses. In: Knipe DM, Howley PM, eds. Fields Virology. 6ᵗʰ ed. Philadelphia: Lippincott Williams&Wilkins. 2013: 1633-1661.

[2] Buck CB, Phan GQ, Raiji MT, et al. Complete genome sequence of a tenth human polyomavirus. J Virol, 2012, 86（19）:10887.

[3] Siebrasse EA, Reyes A, Lim ES, et al. Identification of MW polyomavirus, a novel polyomavirus in human stool. J Virol, 2012, 86（19）:10321-10326.

[4] Korup S, Rietscher J, Calvignac-Spencer S, et al. Identification of a novel human polyomavirus in organs of the gastrointestinal tract. PLoS One, 2013, 8（3）:e58021.

[5] Lim ES, Reyes A, Antonio M, et al. Discovery of STL polyomavirus, a polyomavirus of ancestral recombinant origin that encodes a unique T antigenby alternative splicing. Virology, 2013,436(2):295-303.

[6] Nims RW, Plavsic M. Polyomavirus inactivation — a review. Biologicals, 2013, 41（2）:63-70.

[7] Sauerbrei A, Wutzler P. Testing thermal resistance of viruses. Arch Virol, 2009, 154（1）:115-119.

[8] Richman DD, 等. 临床病毒学. 第3版. 陈敬贤等译. 北京: 科学出版社. 2012:593-611.

[9] Chen T, Tanner L, Simell V, et al. Diagnostic methods for and clinical pictures of polyomavirus primary infections in children, Finland. Emerg Infect Dis, 2014, 20（4）:689-692.

[10] Lim ES, Meinerz NM, Primi B, et al. Common exposure to STL polyomavirus during childhood.Emerg Infect Dis , 2014, 20（9）:1559-1561.

[11] Wetzels CT, Hoefnagel JG, Bakkers JM, et al. Ultrastructural proof of polyomavirus in Merkel cell carcinoma tumour cells and its absence in small cell carcinoma of the lung. PLoS One, 2009, 4:e4958.

第六节　细小病毒科（*Parvoviridae*）

20世纪中期，人们发现导致猫和水貂肠炎、泛白细胞减少、小脑共济失调的病原体为一类体积微小的DNA病毒。同一时期，用电镜发现了腺相关病毒（adenovirus-associated virus，AAV）。1970年正式用细小病毒（parvovirus）来命名这类病毒[1]。1974年，在筛查献血员血清中的乙型肝炎病毒抗原时，发现了人细小病毒B19，随后的研究发现B19是儿童感染性红斑（erythema infectiosum，也称第五病）的病原[2]。

【基本特征】

细小病毒科（*Parvoviridae*）包括细小病毒亚科（*Parvovirinae*）和浓核病毒亚科（*Densovirinae*），分别感染脊椎动物和节肢动物。细小病毒亚科中包括红细小病毒属（*Erythroparvovirus*）、博卡病毒属（*Bocaparvovirus*）、细小病毒属（*Parvovirus*）、依赖病毒属（*Dependoparvovirus*）和阿留申水貂病毒属（*Amdoparvovirus*）[1]。红细小病毒属中的人细小病毒B19（B19 virus）、博卡病毒属中的博卡病毒、依赖细小病毒属中的腺相关病毒2型可感染人类。

细小病毒在氯化铯中的浮力密度为$1.39 \sim 1.42$ g/cm³。在中性蔗糖中的沉降系数为$110 \sim 122$S。病毒理化性质稳定，在pH $3 \sim 9$及56℃ 60min不能被灭活；能够被甲醛、β-丙内酯、羟胺类及氧化类消毒剂灭活[1]。细小病毒亚科中除依赖病毒属外的细小病毒可以独立在细胞核内复制，并不依赖于辅助病毒的帮助。依赖病毒属需要辅助病毒（如腺病毒、疱疹病毒等）的帮助才能复制。B19 病毒只能在红系祖细胞中复制。

细小病毒基因组为单链线性 DNA，约为 5kb。基因组两端为末端重复序列，与病毒 DNA 的复制相关，非结构蛋白基因位于基因组的左侧，衣壳蛋白位于基因组的右侧。多数细小病毒成员的衣壳由 VP1、VP2、VP3 三种蛋白组成。阿留申水貂病毒、B19 病毒及猴细小病毒的衣壳则由 VP1、VP2 两种蛋白组成[1]。

能够感染人类的细小病毒有多种[3]。红细小病毒属成员 B19 病毒导致儿童感染性红斑，还可引起关节痛或关节炎。在免疫缺陷患者中可造成持续性感染。妊娠期受 B19 病毒感染，可致流产、死胎和胎儿水肿症的发生。此外，它还与多种造血系统异常表现如中性粒细胞减少症、血小板减少症有关。B19 主要在骨髓及胎肝内复制，可能通过呼吸道传播。依赖病毒属成员 AAV 是一种常见的人细小病毒，无明确的致病性。在存在辅助病毒（腺病毒或疱疹病毒）条件下，AAV 能复制产生子代病毒颗粒。AAV 的自然缺陷及免疫原性低的特点使其成为较理想的基因治疗载体。博卡病毒通常感染肠道和呼吸道，与婴幼儿罹患肺炎、支气管炎、支气管肺炎和胃肠炎等疾病相关，但大多与其他病毒共检出，因此其致病性尚待阐明。

【形态学与超微结构】

细小病毒为无包膜球形病毒颗粒，直径 18～26nm，呈二十面体立体对称。病毒衣壳由 60 个壳粒构成，每个壳粒由 VP1、VP2、VP3 三种蛋白组成（阿留申水貂病毒、B19 病毒及猴细小病毒的衣壳只有 VP1、VP2 两种蛋白）。病毒颗粒小，负染时可见病毒呈六边形的轮廓，通常病毒壳粒无法清晰辨别（图 1-6-1）。基因工程表达的博卡病毒病毒样颗粒（virus-like particle，VLP）与病毒颗粒形态相似（图 1-6-2）。

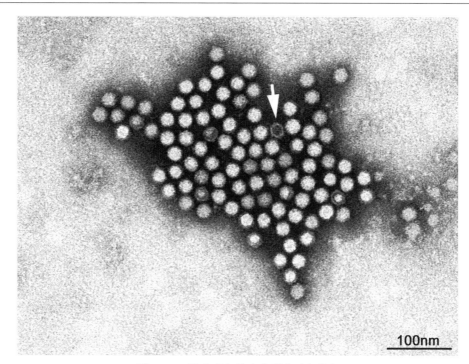

图 1-6-1 腺病毒相关病毒形态（负染）

病毒颗粒轮廓呈六边形，染色剂穿透的病毒颗粒呈空心状（箭头示）

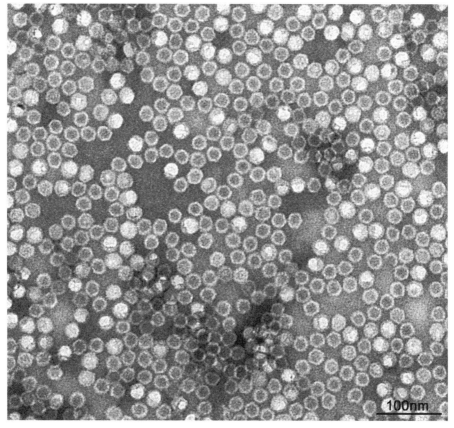

图 1-6-2 博卡病毒病毒样颗粒形态（昆虫 - 杆状病毒系统表达，负染）

【主要参考文献】

[1] Berns KI，Parrish CR. *Parvoviridae*. In: Knipe DM，Howley PM，eds. Fields Virology. 6th ed. Philadelphia:Lippincott Williams & Wilkins. 2013:1768-1791.

[2] Siegl G. Molecular biology and pathogenicity of human and animal parvoviruses. Behring Inst Mitt，1990，85:6-13.

[3] Richman DD，等 . 临床病毒学 . 第 3 版 . 陈敬贤等译 . 北京 : 科学出版社 . 2012：655-670.

第二章　反转录病毒

第一节　嗜肝 DNA 病毒科（*Hepadnaviridae*）

嗜肝 DNA 病毒科成员与人类健康关系密切的为乙型肝炎病毒（hepatitis B virus，HBV）。1963 年，美国科学家 Blumberg 在澳大利亚土著人血清中发现了澳大利亚抗原（澳抗）[1]，此后证明澳大利亚抗原与肝炎相关 [2]。1970 年，英国 Dane 等在澳大利亚抗原阳性患者的血液中分离出病毒，并在电镜下观察到了病毒颗粒 [3]。

【基本特征】

嗜肝 DNA 病毒科包括正肝病毒属（*Orthohepadnavirus*）和禽肝病毒属（*Avihepadnavirus*）。正肝病毒属主要感染脊椎动物，每一类病毒的宿主范围都很窄。正肝病毒属代表种是 HBV，其自然宿主是人类。除了 HBV，还在其他灵长类动物中存在几个类型的病毒，如长臂猿、猩猩和黑猩猩。禽肝病毒属的病毒主要感染鸟类，代表种是鸭乙肝病毒属（DHBV）[4]。

HBV 在氯化铯中的浮力密度为 1.24 ~ 1.26 g/cm³。HBV 对外界环境的抵抗力较强，对低温、干燥、紫外线均有耐受性。不能被 70% 乙醇灭活。高压灭菌法或 100℃加热 10min 及环氧乙烷等均可灭活病毒，0.5% 过氧乙酸、5% 次氯酸钠也可以消毒 [5]。迄今尚无有效的 HBV 细胞培养体系。黑猩猩等高等灵长目动物对 HBV 较为敏感，其他动物模型包括土拨鼠、北京鸭及转基因鼠等。

HBV 基因组为不完全双链环状 DNA，长约 3.2kb。两条链的长度不对称，长链（负链）具有固定的长度约 3200bp，与病毒 mRNA 互补；短链（正链）5′ 末端固定，3′ 末端位置不固定，短链的长度可为长链的 50% ~ 100%。HBV 基因组负链上有 4 个开放读码框（ORF），分别称为 S、C、P 和 X。S 基因编码外壳蛋白及表面抗原（HBsAg）、Pre S$_1$ 和 Pre S$_2$ 抗原，C 基因编码内衣壳蛋白核心抗原（HBcAg）及 HBe Ag，P 基因编码 DNA 多聚酶等，X 基因编码 HBx Ag 蛋白 [4]。

HBV 是世界范围内导致急性或慢性肝炎、肝硬化和肝细胞肝癌（hepatocellular carcinoma，HCC）的主要病原体之一。在患慢性肝炎患者中，80% 以上为慢性乙型肝炎患者，受 HBV 慢性感染的人群罹患 HCC 的相对危险性比正常人高出 300 倍。HBV 感染的传染源主要为乙型肝炎患者或无症状携带者，主要通过母婴围生期传播，输血和血源性传播及以性接触为主的密切接触传播。[4, 6]

【形态学与超微结构】

HBV 为球形，直径为 42 ~ 47nm，具有双层衣壳，因 Dane 首先在 HBV 感染者的血清中发现，故又称 Dane 颗粒，是具有感染性的完整病毒颗粒。当染色剂未穿透包膜时，在电镜下 Dane 颗粒呈低电子密度的球形。当染色剂穿透包膜及核心时，Dane 颗粒可呈同心圆的双层外壳圆形颗粒（图2-1-1）。其外膜厚约7nm，由脂质双层膜与蛋白质（HBsAg）组成，脂质双层膜来源于病毒出芽时的内质网膜。HBsAg 镶嵌于脂质膜中，其可刺激机体产生保护性中和抗体。Dane 颗粒内部是病毒核衣壳，直径约为 27nm，衣壳厚约 2nm，当染色剂穿透核衣壳时，可呈空心状（图 2-1-1、图 2-1-2）。

HBV 感染者的血清中存在三种不同形态的病毒相关结构（图 2-1-1）。①小球形颗粒：直径约 22nm，是最多见的存在形式，主要由 HBsAg 组成。②管型颗粒：直径同球形颗粒，长短不等（50 ~ 700nm），实际是一串聚合的小球形颗粒。③ Dane 颗粒：是真正的 HBV 病毒颗粒。基因工程表达 HBsAg（图 2-1-3）形成的小球形颗粒和管形颗粒，以及 HBcAg 形成的核心颗粒（图 2-1-4）与 HBV 的天然结构形态相似。

通常情况下，HBV 感染者血清中小球颗粒和管型颗粒远多于 Dane 颗粒，小球颗粒、管型颗粒和 Dane 颗粒的比例约为 1730 ： 120 ： 1。小球形颗粒的浓度可达到 10^{13} /ml，Dane 颗粒可达 10^{10} /ml。除 Dane 颗粒、小球颗粒及管型颗粒外，在未经超速离心纯化的患者血清中还可发现眼镜蛇样、牛角样颗粒。眼镜蛇样颗粒的头部直径为 42.4nm，可见 7nm 厚的外膜及直径为 28nm 的核心颗粒，其尾部直径为 22nm，长度为 195 ~ 250nm，尾部是头部外膜的延续。牛角样颗粒为一球形结构上延伸出两条尾状结构，头部球形结构直径为 44nm，尾部直径为 20 ~ 22nm，长度为 240 ~ 250nm。以上两种结构在以往超速离心纯化后的血清中未曾发现，可能是离心过程中造成以上两种结构的破坏。据推测，眼镜蛇样颗粒和牛角样颗粒可能是 HBV 最初的形态[7]。

HBV 的合成是在肝细胞中进行的，通过电镜观察发现细胞核内有很多直径 27nm 的 HBcAg 球形颗粒（图 2-1-5），细胞质内也有这种核心颗粒，但数量不及细胞核中多。

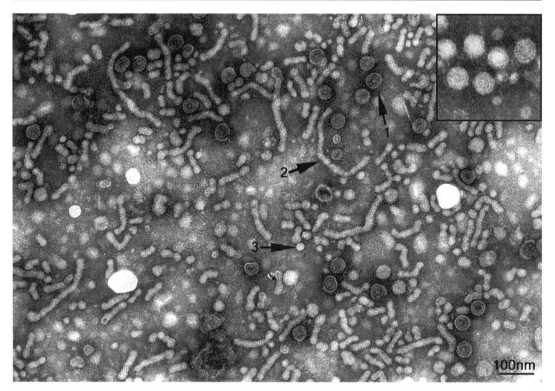

图 2-1-1　乙型肝炎病毒形态（血液标本，负染）

1 及插图示 Dane 颗粒；2 示管形颗粒；3 示小球形颗粒

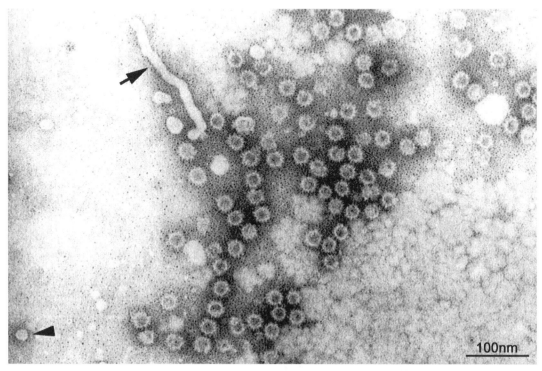

图 2-1-2　乙型肝炎病毒核心抗原（HBcAg）颗粒形态（血液标本，负染）

HBcAg 呈空心状，表面为放射状排列的壳粒。三角示小圆颗粒，箭头示管形颗粒

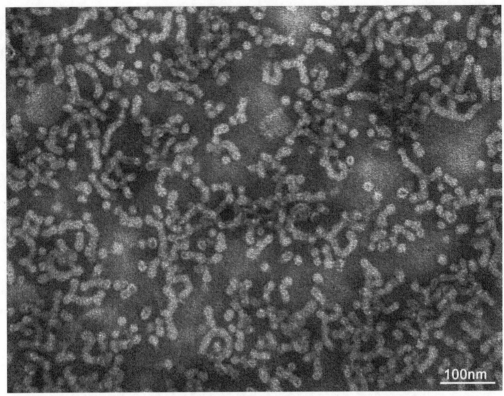

图 2-1-3　酵母表达的乙型肝炎病毒 S 抗原（HBsAg）颗粒（负染）

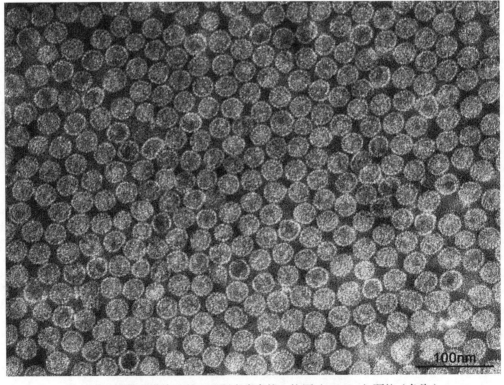

图 2-1-4　大肠杆菌表达的乙型肝炎病毒核心抗原（HBcAg）颗粒（负染）

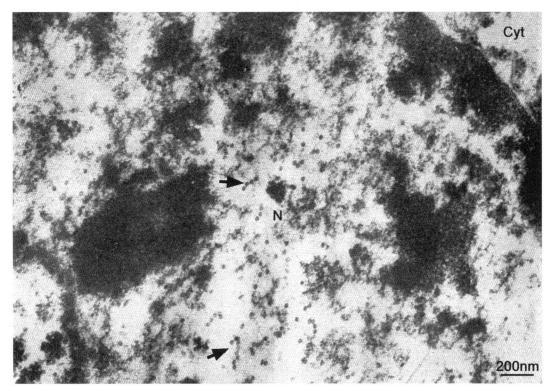

图 2-1-5　HBsAg 阳性肝炎患者肝脏切片，在细胞核内可见大量 HBcAg 颗粒（箭头示）

N. 细胞核；Cyt. 细胞质。本图引自：洪涛. 生物医学超微结构与电子显微镜技术. 北京：科学出版社. 1984

【主要参考文献】

[1] Blumberg BS，Alter HJ，Visnich S. A "new" antigen in leukemia sera. JAMA，1965，191:541-546.

[2] Prince AM. Relation of Australia and SH antigens. Lancet，1968，10（7565）:462-463.

[3] Dane DS，Cameron CH，Briggs M. Virus-like particles in serum of patients with Australia antigen associated hepatitis. Lancet，1970，10（7649）:695-698.

[4] Seeger C，Zoulim F，Mason WS. *Hepadnaviruses*. In: Knipe DM，Howley PM，eds. Fields Virology. 6th ed. Philadelphia: Lippincott Williams&Wilkins. 2013: 2185-2221.

[5] 陆德源. 医学微生物学. 北京：人民卫生出版社，2000: 262-268

[6] 金奇. 医学分子病毒学. 北京：科学出版社，2001: 325-366.

[7] Kaito M，Ohba H，Chiba J，et al. The ultrastructural morphology of native hepatitis B virus. Med Mol Morphol，2006，39:136-145.

第二节　反转录病毒科（*Retroviridae*）

反转录病毒科成员 Rous 肉瘤病毒是最早发现的致瘤病毒，该病毒由 Rous 于 1911 年从鸡肉瘤组织中分离获得[1]。可导致人类疾病的反转录病毒科成员主要有人嗜 T 淋巴细胞病毒（*Human T-lymphotropic virus*，HTLV）和人免疫缺陷病毒（*Human immunodeficiency virus*，HIV）[2]。HTLV-1 于 1980 年由 Gallo 等首次发现，是第一个发现的与人类疾病相关的反转录病毒[3]。HIV 于 1983 年由 Montagnier 等从一位淋巴结病患者中首次分离获得[4]。反转录和整合在反转录病毒生活周期中是必不可少的，是该类病毒的特征。

【基本特征】

反转录病毒科分为正反转录病毒亚科（Orthoretrovirinae）和泡沫病毒亚科（Spumaretrovirinae）两个亚科，包括 7 个病毒属[2]。正反转录病毒亚科 δ 反转录病毒属（Deltaretrovirus）的 HTLV-1、2，慢病毒属（Lentivirus）的 HIV-1、2，以及泡沫病毒亚科泡沫病毒属（Spumavirus）的人泡沫病毒（Human foamy virus）等可感染人类。

HIV 在蔗糖中的浮力密度为 1.13 ～ 1.18g/cm^3。HIV 对理化因素的抵抗力较弱，56℃加热 30min 可灭活 HIV，但其在室温（20 ～ 22℃）液体环境中可保存活力达 15d 以上。0.2% 次氯酸钠、0.1% 漂白粉、50% 乙醇或乙醚、0.3%H$_2$O$_2$ 或 0.5% 来苏处理 5min，对病毒均有灭活作用。HTLV 在蔗糖中的浮力密度是 1.15 ～ 1.18g/cm^3。HTLV 同 HIV 类似，抵抗力不强，在外环境中易被热、干燥、阳光、脂溶剂等灭活，但在低温下稳定，在 20% 胎牛血清中置 -70℃冰箱可长期保持其感染力。HIV 分离和培养最常用、有效的方法是外周血单个核细胞（PBMC）共培养，即用来自感染者的 PBMC 与来自未感染者的 PBMC 共培养。HTLV 分离培养方法与 HIV 相似。用于培养 HIV、HTLV 的淋巴细胞系有 MT2、MT4、H9、Jurkat 等细胞[5]。

反转录病毒的基因组由两个拷贝的单股正链 RNA 构成，二者通过 5′ 端的二聚体连接结构（dimer linkage structure，DIS）组合形成二聚体，两条 RNA 的序列相同，每个拷贝的 RNA 大小为 7 ～ 13kb，病毒基因组至少包含三个编码病毒结构蛋白的基因，分别为 gag、pol 和 env[2]。

HIV 基因组每个单体 RNA 的长度约为 9.7kb。其中 gag 基因编码病毒核心蛋白（Gag 蛋白）。该蛋白最终裂解成 p17、p24、p9 和 p7。p24 和 p17 分别参与构成 HIV 的衣壳和内膜，p9 和 p7 参与构成核衣壳蛋白。HIV 的 pol 基因编码反转录酶（p66 / p51）、蛋白水解酶（p10）和整合酶（p32）。HIV 的 env 基因编码 Env 蛋白，该蛋白包括包膜糖蛋白前体 gp160，gp160 在蛋白酶作用下裂解为 gp120 和 gp41 两种包膜糖蛋白。gp120 暴露于病毒包膜之外称外膜蛋白，感染细胞时可与细胞的 CD4 受体蛋白结合；gp41 为跨膜蛋白，镶嵌于病毒包膜脂质中。

HTLV 基因组每个单体 RNA 的大小约为 8.3kb。其中 gag 基因编码结构蛋白 p19、p24、p15；pro/pol 基因分别编码蛋白酶和反转录酶；env 基因编码跨膜糖蛋白和包膜外蛋白 pg21 与 gp46。

HIV 是获得性免疫缺陷综合征（acquired immunodeficiency syndrome，AIDS，俗称艾滋病）的病原体。已发现的 HIV 有两种：HIV-1 和 HIV-2。HIV-1 是引起全球艾滋病流行的病原体；HIV-2 主要局限于西部非洲，与 HIV-1 相比，HIV-2 毒力较弱，引起的艾滋病病程较长，症状较轻，死亡率低。HIV 的传播途径主要为性传播、血液传播及母婴垂直传播[2]。

HTLV 目前已发现 4 个型，即 HTLV-1 ～ 4。HTLV-1 是引起成人 T 淋巴细胞白血病 /淋巴瘤的病原体，与 HTLV-1 感染相关的疾病还有 HTLV 相关脊髓病 / 热带痉挛性下肢轻瘫、HTLV-1 相关的传染性湿疹样皮炎、HTLV-1 葡萄膜炎、HTLV-1 相关关节病等[2]。HTLV-2 在美洲几个土著印第安人群及中非矮人部落呈地区性流行，在病因学上仍未发现与任何疾病相关联[6]。HTLV-3、HTLV-4 的生物学及疾病相关性还不清楚。HTLV-1 传播途径与 HIV 类似，但其感染有比较明显的家庭聚集和地域聚集现象。

【形态学与超微结构】

在超薄切片上，成熟的 HIV 病毒颗粒通常位于细胞外，呈球形，直径为 80 ～ 100nm（图 2-2-1），病毒颗粒的外部为包膜结构，内部是高电子密度的核心结构，核心相对较小，在包膜和核心结构之间为基质。大多数病毒颗粒的核心位于病毒的偏心位置，呈圆形，核心直径约 34nm（图 2-2-2A），部分病毒颗粒的核心呈锥状或棒状（图 2-2-2B），病毒包膜与核心间的空间较大。病毒核心的形态与切片位置和轴向有关。HIV 出芽处的细胞膜增厚，呈新月形逐渐向细胞外突出，形成清晰的双层膜结构，出芽完成的病毒颗粒具有明显的双层膜结构，且出芽的病毒颗粒多呈圆形无核心的炸面包圈样（图 2-2-3）。HIV 除向细胞表面出芽外，还可以向线粒体腔内出芽，病毒颗粒呈高电子密度，核心和包膜结构清晰可见（图 2-2-4）。

在超薄切片上，成熟 HTLV 颗粒呈球形，病毒颗粒的大小差异比较大，小者为 80nm，大者可达 155nm。病毒核心呈圆形，大而致密。病毒包膜与核心之间有明显的间隙（图 2-2-5）。HTLV 出芽处的细胞膜增厚并向细胞外突出，病毒出芽处及细胞外成熟的病毒颗粒均可被病毒抗体标记（图 2-2-6、图 2-2-7）。

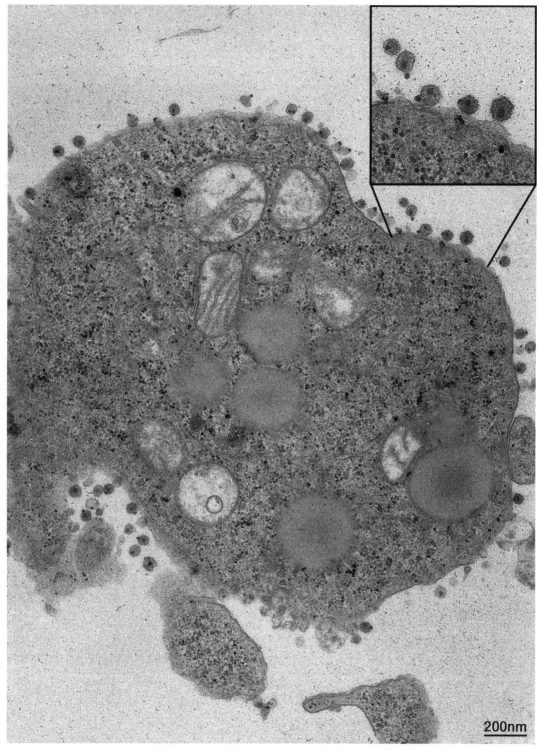

图 2-2-1　HIV-1 在细胞中的形态（H-9 淋巴细胞超薄切片）

大量病毒颗粒位于细胞表面，插图示细胞膜表面病毒颗粒

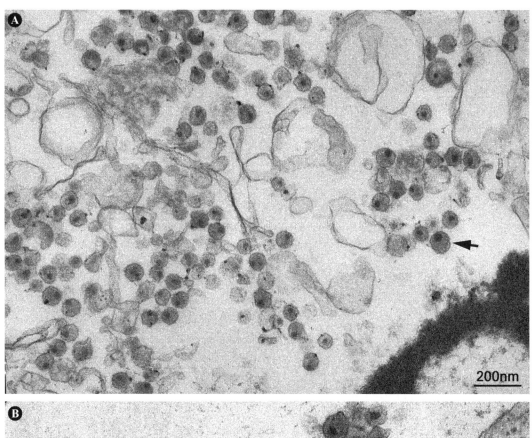

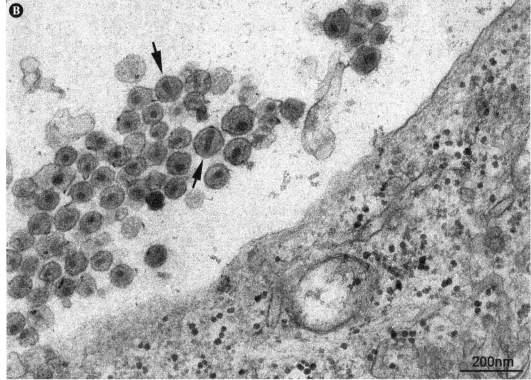

图 2-2-2 细胞外 HIV-1 的形态（H-9 淋巴细胞超薄切片）

A. 箭头示病毒颗粒具有偏心位置的致密核心；B. 箭头示病毒核心呈圆柱形或锥形。病毒包膜与核心之间为低电子密度的基质

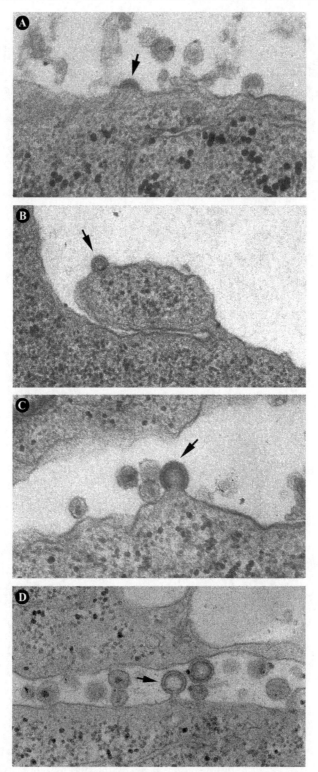

图 2-2-3   HIV-1 在细胞膜上出芽的形态（H-9 淋巴细胞超薄切片）

出芽由局部细胞膜突起形成新月形开始（A、B 箭头示），逐渐形成双层膜圆形结构，出芽形成的病毒颗粒有时缺乏核心结构，呈空心状（C、D 箭头示）

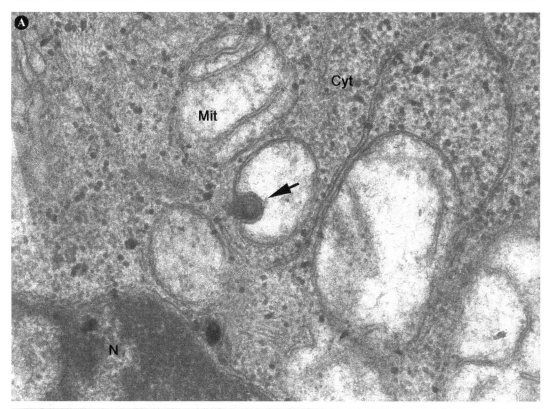

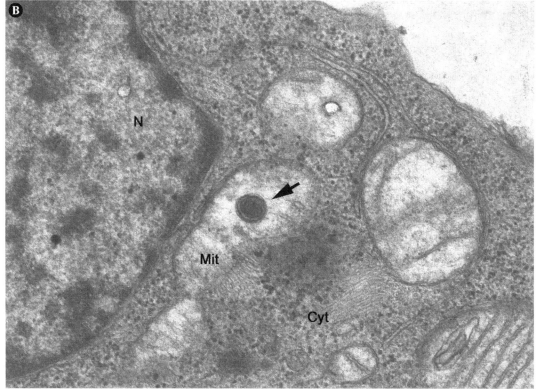

图 2-2-4　HIV-1 向线粒体内出芽（H-9 淋巴细胞超薄切片）

A. 正在向线粒体腔内出芽的病毒颗粒；B. 线粒体内的病毒颗粒。Cyt. 细胞质；Mit. 线粒体；N. 细胞核

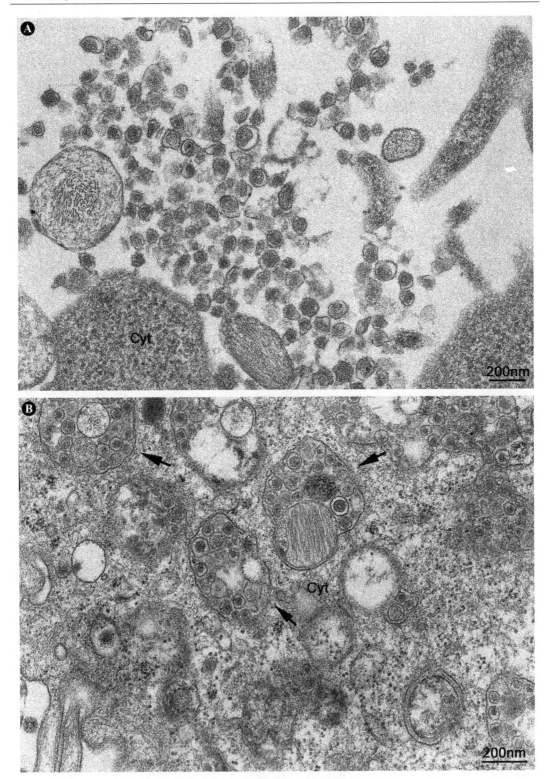

图 2-2-5　HTLV-1 形态（MT-2 细胞超薄切片）

A. 细胞外大量病毒颗粒；B. 细胞质中囊泡内（箭头示）的大量病毒颗粒。病毒核心结构位于病毒颗粒中心位置，核心大且电子密度高。Cyt. 细胞质

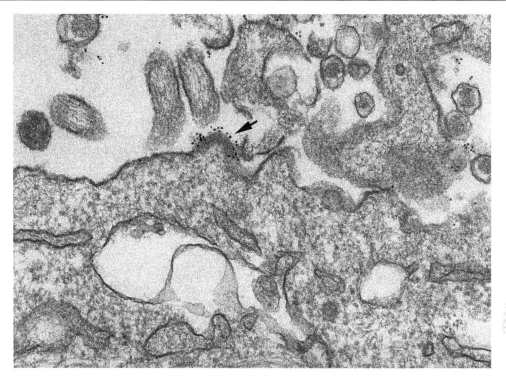

图 2-2-6　免疫胶体金颗粒标记的 HTLV-1 出芽部位（MT-2 细胞超薄切片）

病毒出芽部位细胞膜增厚，可被胶体金颗粒标记（箭头示）

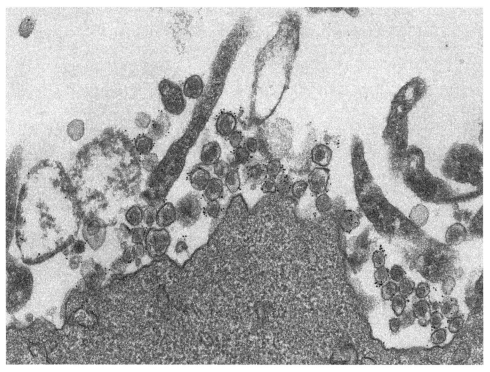

图 2-2-7　免疫胶体金颗粒标记的 HTLV-1 颗粒（MT-2 细胞超薄切片）

病毒周围被免疫胶体金颗粒包绕

【主要参考文献】

[1] Weiss RA，Peter K. 100 years of Rous sarcoma virus. J Exp Med，2011，208（12）: 2351-2355.

[2] Goff SP. *Retroviridae*. In: Knipe DM，Howley PM，eds. Fields Virology. 6th ed. Philadelphia: Lippincott Williams &Wilkins. 2013:1424-1473.

[3] Gallo RC. The discovery of the first human retrovirus: HTLV-1 and HTLV-2. Retroviroloy，2005，2（1）:17.

[4] Barre-Sinoussi F，Chennann JC，Rey F，et al. Isolation of a T-lymphotropic retrovirus from a patient at risk for acquired immune deficiency syndrome（AIDS）. Science，1983，220:868-871.

[5] Jackson JB，Coombs RW，Sannerud K，et al. Rapid and sensitive viral culture method for human immunodeficiency virus type 1. J Clin Microbiol，1988，26（7）: 1416-1418.

[6] Feuer G，Green PL. Comparative biology of human T-cell lymphotropic virus type 1 （HTLV-1）and HTLV-2. Oncogene，2005，24（39）:5996-6004.

第三章　双链 RNA 病毒

双链 RNA 病毒包括呼肠孤病毒科（Reoviridae）和双节段 RNA 病毒科（Birnaviridae）。呼肠孤病毒科与人类健康关系密切，其中最主要的成员是轮状病毒（Rotavirus，RV）。该病毒 1973 年由澳大利亚的 Bishop 等在患急性腹泻的儿童中分离出来[1]，因其形似车轮而命名为"轮状病毒"，是引起婴幼儿腹泻的重要病原。双节段 RNA 病毒科成员主要感染脊椎动物和昆虫。本章仅就呼肠孤病毒科进行描述。

呼肠孤病毒科（*Reoviridae*）

【基本特征】

呼肠孤病毒科共有 9 个属，其中能感染人的主要是轮状病毒属（*Rotavirus*）和正呼肠病毒属（*Orthoreovirus*）。轮状病毒属于轮状病毒属（*Rotavirus*），根据衣壳蛋白 VP6 的抗原性分为 A～H 8 个种，每个种内根据衣壳蛋白 VP4 和 VP7 的中和表位分为蛋白酶（P）和糖蛋白（G）血清型[2]。A、B、C 和 H 种轮状病毒可以感染人类和动物，D、E、F 和 G 种轮状病毒目前仅在动物中发现。

成熟的轮状病毒颗粒具有外层、中间层和内层三层病毒衣壳。在氯化铯中，具有三层衣壳（TLP）的轮状病毒颗粒的浮力密度为 $1.36g/cm^3$，双层颗粒（DLP）为 $1.38g/cm^3$，单层核心颗粒（SLP）为 $1.44g/cm^3$。在蔗糖中具有三层衣壳的沉降系数为 520～530S，双层颗粒为 380～400S，单层核心颗粒为 280S[3]。病毒在环境中非常稳定，可在粪便中大量存活。用钙离子螯合剂 EDTA 或 EGTA 处理可破坏病毒外壳，使其失活。人和牛轮状病毒在 50℃ 5min 可失去约 80% 的感染性，30min 失去 90% 的感染性。胰酶可以增强轮状病毒的感染性[4]。轮状病毒耐酸和碱，在 pH3～9 时仍保持其感染性。95% 的乙醇和漂白粉对轮状病毒有较强的灭活作用。轮状病毒极具感染性，极小的组织感染剂量就可使易感宿主致病。轮状病毒需选用特殊的细胞株培养，如恒河猴胚肾细胞（MA104 株）和非洲绿猴肾传代细胞（CV-1 株），培养前应先用胰酶处理病毒，将轮状病毒外壳蛋白 VP4 分解为 VP5 和 VP8 两个片段，以增强病毒的感染性，在培养时细胞维持液中也应含有一定浓度的胰蛋白酶。目前，人轮状病毒仍不容易分离培养。

轮状病毒基因组为分节段的双链 RNA，共 11 个片段，编码病毒的 6 个结构蛋白和 6 个非结构蛋白。基因 1、2 和 3 分别编码病毒的核心蛋白 VP1、VP2 和 VP3，与病毒基因组构成病毒的核心。基因 6 编码病毒的主要内壳蛋白 VP6，VP6 蛋白位于病毒的内壳，是大多数检测方法的靶抗原，但无中和抗原表位。基因 4 和 9 分别编码外壳结构蛋白 VP4 和 VP7。260 个 VP7 蛋白三聚体构成病毒外壳，VP7 为主要中和抗原。60 个 VP4 蛋白二聚体结构突出于 VP7 形成的外壳表面构成病毒的刺突结构，是病毒吸附细胞特异性受体的蛋白，也能诱导产生中和抗体。VP4 蛋白可被蛋白水解酶 – 胰酶特异性裂解，形成 VP5 和 VP8，从而增强感染性。基因 5、7、8、10 和 11 分别编码非结构蛋白 NSP1 ~ 6。

A 种轮状病毒是世界范围内导致婴幼儿腹泻最主要的病原体[5]，感染率在不同的国家和地区存在差异，5 岁以下儿童腹泻样本轮状病毒检测阳性率在 20% ~ 73%。B 种轮状病毒，也称为成人腹泻轮状病毒（adult diarrhoea rotavirus，ADRV），是我国病毒学家洪涛等于 1983 年在世界上首先发现，主要在成人中引起暴发或散发流行，在 20 世纪 80 年代曾在我国造成上百万人感染[6~8]。C 种轮状病毒偶见导致儿童腹泻。轮状病毒主要通过粪 - 口途径传播，其感染的潜伏期一般少于 48h。

【形态学与超微结构】

1. 轮状病毒

（1）负染观察。负染时各组轮状病毒在电镜下没有形态上的显著差别（图 3-0-1 ~ 图 3-0-4），成熟的轮状病毒颗粒直径为 70 ~ 75nm，表面有长约 10nm 的刺突样突起，像一个外周带短辐条的车轮，具有独特的形态。病毒表面有清晰可辨的孔隙，共计 132 个。轮状病毒具有三层衣壳结构，最外层主要由 VP4、VP7 构成，中间层主要由 VP6 构成，最内层主要由 VP2 构成，在电镜下可以看到由不同衣壳形成的三种颗粒。完整的病毒颗粒（病毒体）为 TLP。外壳自行脱落或经化学处理后变为 DLP，直径约为 50nm，DLP 表面有孔隙，并有刺突样结构（图 3-0-5）。SLP（或称核心）是 DLP 进一步降解后留下的直径约 37nm 的病毒核心结构，此结构通常缺少基因组，呈明显的六边形且外周光滑，无刺突结构（图 3-0-6），在粪便标本中应注意区分 SLP 与游离的噬菌体头部。重组表达轮状病毒的 VP6 及 VP2 蛋白，也可形成与粪便内形态相似的 DLP 和 SLP（图 3-0-7）。有时病毒的衣壳成分也可在粪便标本内形成蜂窝状结构（图 3-0-8），此结构由许多六边形孔排列形成，其出现往往预示轮状病毒的存在。TLP、DLP、SLP 和蜂窝状结构的形成及相互关系如图 3-0-9 所示。

（2）超薄切片观察。有时粪便沉渣样本的超薄切片内可见成熟轮状病毒颗粒，切片上轮状病毒呈圆形，其中心是高电子密度的核心，核心与外周之间有宽度均一的低电子密度的间隙存在（图 3-0-10）。轮状病毒感染宿主细胞时，可以通过细胞内吞作用进入细胞（图 3-0-11），病毒颗粒可在溶酶体内转运（图 3-0-12），双层衣壳的轮状病毒在细胞质内的病毒质（viroplasm）中形成，轮状病毒在复制过程中可形成包涵体结构，包涵体内可见大小不一、成熟程度不等的病毒颗粒（图 3-0-13）。病毒颗粒在粗面内质网内成熟，可被抗体标记（图 3-0-14、图 3-0-15）。核周隙及线粒体腔内也可出现病毒颗粒，说明二者也参与病毒的形态发生过程（图 3-0-16、图 3-0-17）。

2. 呼肠孤病毒

与轮状病毒不同，呼肠孤病毒属和环状病毒属成员具有双层衣壳，成熟病毒颗粒直径约 80nm，内层衣壳直径约 60nm。负染时当染色剂穿透呼肠孤病毒时，病毒颗粒呈现出清晰的双层衣壳（图 3-0-18）。与轮状病毒类似，呼肠孤病毒的负染样本中也可见蜂窝状结构（图 3-0-19）。环状病毒负染时形态呈现模糊的绒毛状球形，内层衣壳具有特征性的环状壳粒[9]。通常呼肠孤病毒在细胞质内靠近细胞核周围的区域复制，可在细胞质内出现与病毒颗粒直径一致的管状结构（图 3-0-20、图 3-0-21）。

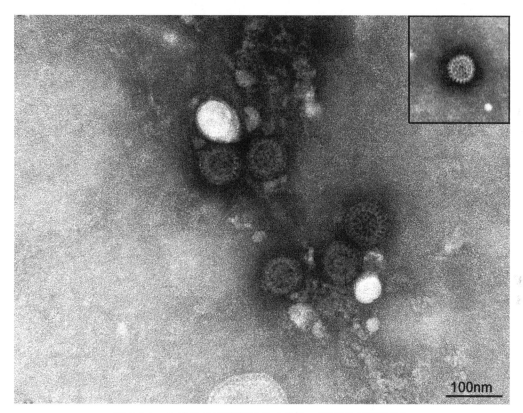

图 3-0-1　A 种轮状病毒的形态（负染，插图示双层颗粒）

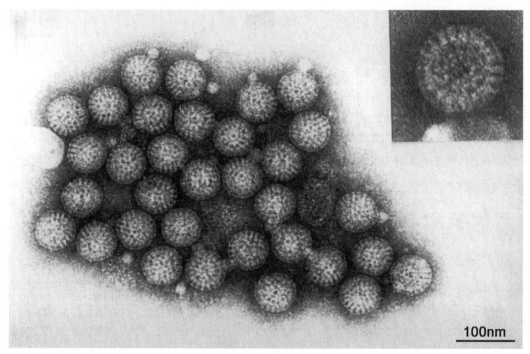

图 3-0-2　B 种轮状病毒的形态（负染，插图示病毒的车轮状结构）

注：成人腹泻轮状病毒（ADRV）在 20 世纪 80 年代初曾在我国造成上百万人感染，首次由我国洪涛等与哈尔滨、兰州等防疫站合作共同发现和定名，并被 WHO 腹泻合作研究中心验证。本图引自：Hung T，et al. Waterborne outbreak of rotavirus diarrhoea in adults in China caused by a novel rotavirus. Lancet，1984，（8387）:1139-1142

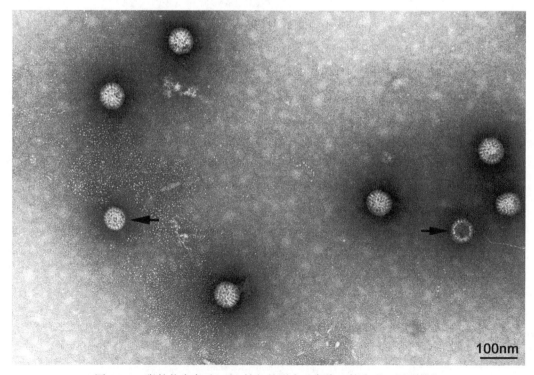

图 3-0-3　猴轮状病毒（SA11 株）的形态（负染，箭头示双层颗粒）

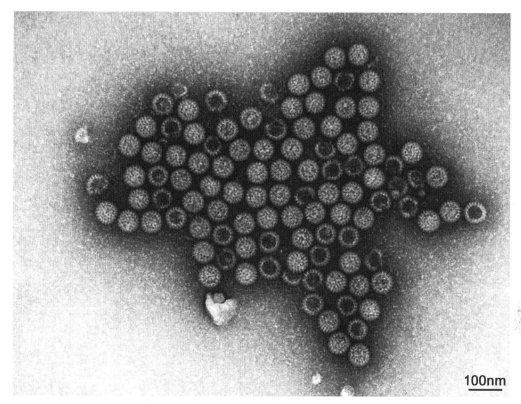

100nm

图 3-0-4　鼠轮状病毒（EDIM 株）的形态（负染）
可见实心和空心病毒颗粒

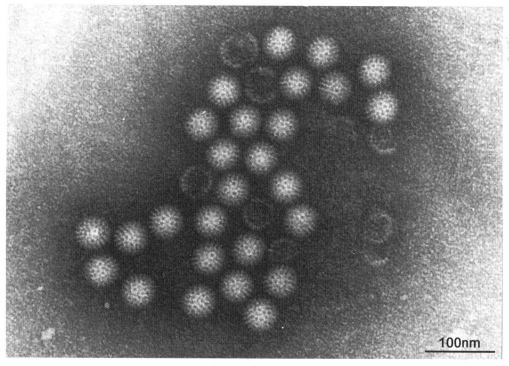

100nm

图 3-0-5　B 种轮状病毒降解形成的双层颗粒形态（负染）
颗粒表面的刺突样结构及孔状结构清晰可辨

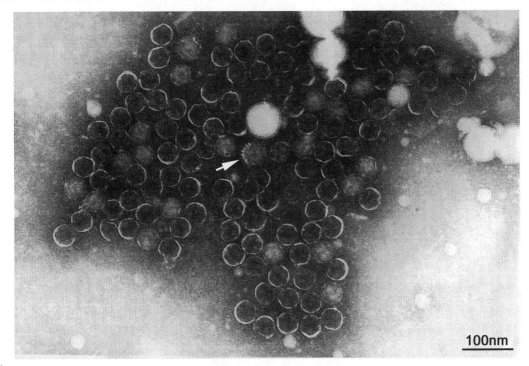

图 3-0-6　B 种轮状病毒降解形成的单层颗粒形态（负染）

颗粒呈空心状六边形，箭头示残留部分刺突样结构的双层颗粒

本图引自：Hung T，et al. Rotavirus-like agent in adult non-bacterial diarrhoea in China. Lancet，1983，2（8358）:1078-1079

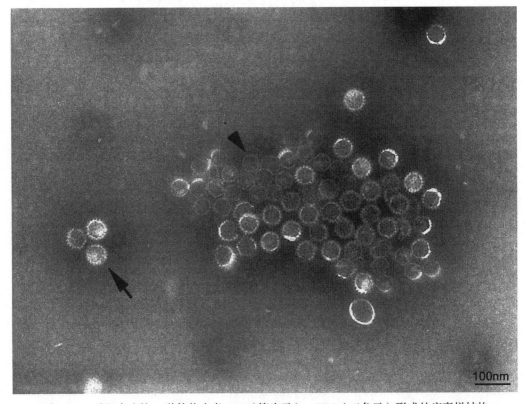

图 3-0-7　重组表达的 A 种轮状病毒 VP6（箭头示）、VP2（三角示）形成的病毒样结构

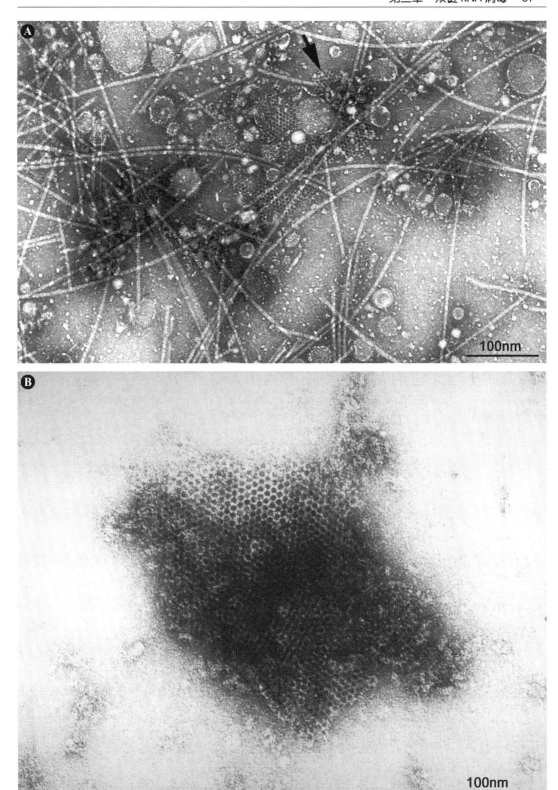

图 3-0-8　粪便标本残渣中 B 种轮状病毒亚单位成分形成的蜂窝状结构（负染）

A. 低倍放大，有大量细菌鞭毛交织在粪便残渣中；B. 高倍放大

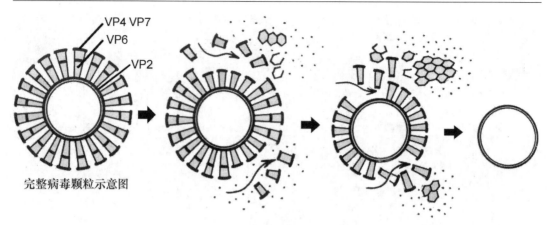

图 3-0-9　轮状病毒降解过程示意图

本图引自: Hung T, et al. Rotavirus-like agent in adult non-bacterial diarrhoea in China.Lancet, 1983, 2(8358):1078-1079(略有改动)

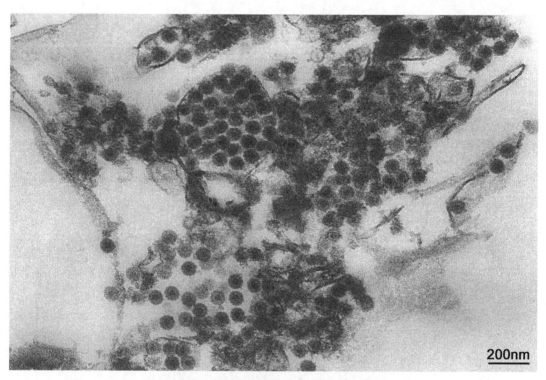

图 3-0-10　人粪便沉渣内 B 组轮状病毒的形态（超薄切片）

高电子密度核心位于病毒颗粒的正中心

本图引自 Hung T, et al. Waterborne outbreak of rotavirus diarrhoea in adults in China caused by a novel rotavirus. Lancet, 1984, 1（8387）:1139-1142（略有改动）

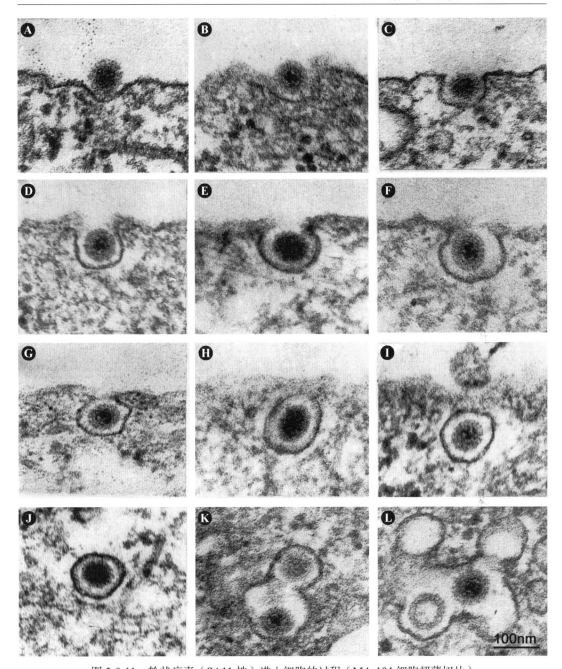

图 3-0-11　轮状病毒（SA11 株）进入细胞的过程（MA-104 细胞超薄切片）

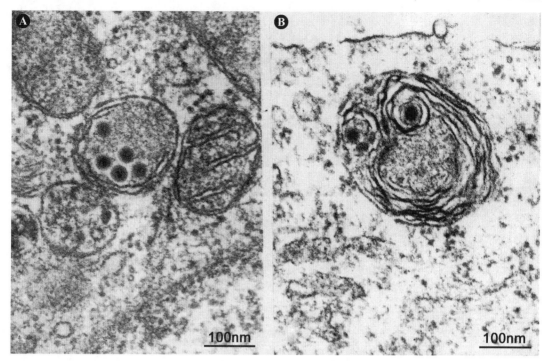

图 3-0-12　轮状病毒（SA11 株）感染 2h 后出现在次级溶酶体内（MA-104 细胞超薄切片）

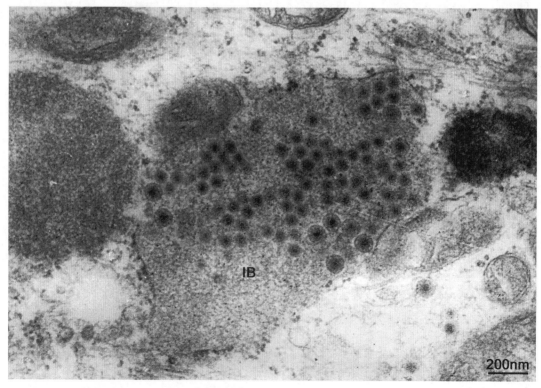

图 3-0-13　轮状病毒（SA11 株）感染细胞 7h 后细胞质内出现的包涵体（MA-104 细胞超薄切片）

包涵体内可见大小不等、成熟程度不同的病毒颗粒。IB. 包涵体

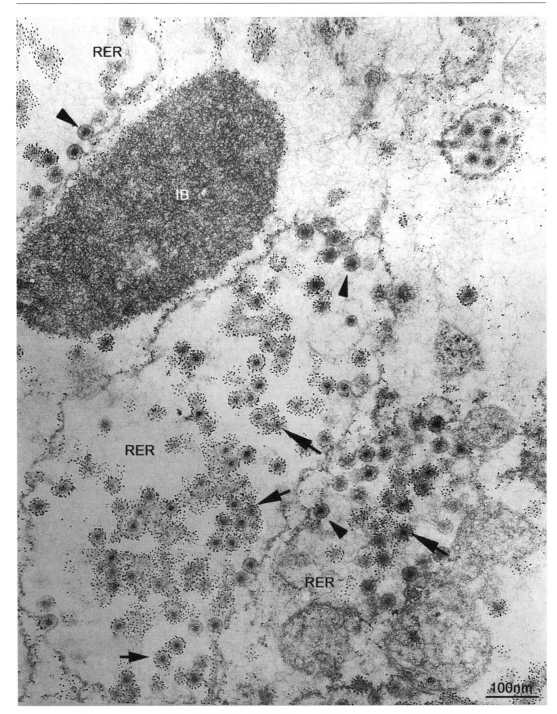

图 3-0-14　免疫胶体金标记的轮状病毒（SA11 株）（MA-104 细胞超薄切片）
病毒感染细胞 10h，病毒大量复制，粗面内质网扩大，其腔内充满病毒颗粒。成熟病毒表面被免疫胶体金颗粒标记（箭头示），
而正在出芽的未成熟病毒颗粒表面未被标记（三角示）。IB. 包涵体；RER. 粗面内质网

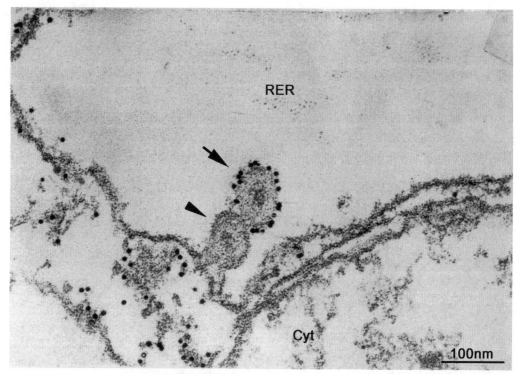

图 3-0-15　免疫胶体金标记的轮状病毒（SA11 株）（MA-104 细胞超薄切片）

病毒感染细胞 10h，粗面内质网腔内成熟病毒颗粒被胶体金颗粒标记（箭头示），而与之相连的正在出芽的未成熟病毒颗粒未被胶体金颗粒标记（三角示）。Cyt. 细胞质；RER. 粗面内质网

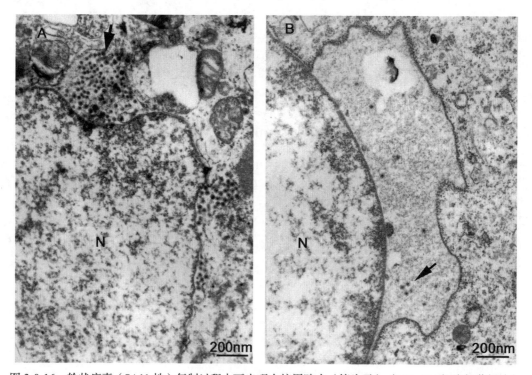

图 3-0-16　轮状病毒（SA11 株）复制过程中可出现在核周隙内（箭头示）（MA-104 细胞超薄切片）

N. 细胞核

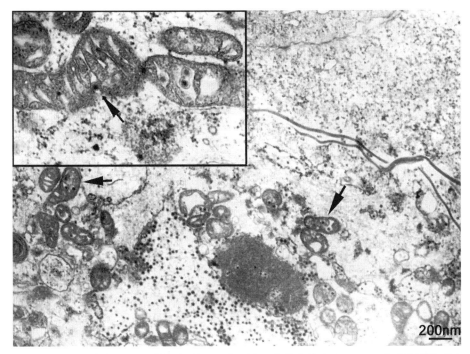

图 3-0-17　轮状病毒（SA11 株）复制过程中可出现在线粒体内（MA-104 细胞超薄切片）
箭头示病毒颗粒位于线粒体的嵴间隙内

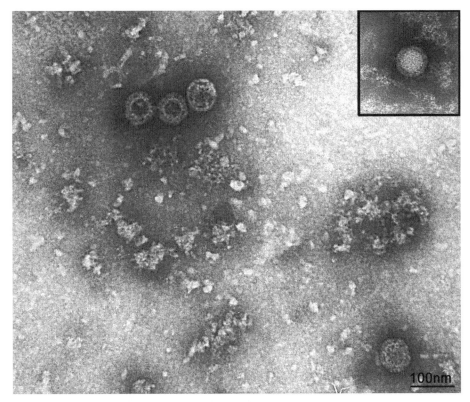

图 3-0-18　呼肠孤病毒的形态（负染）
病毒颗粒被染色剂穿透，病毒的双层衣壳清晰可见，内层衣壳呈现空心状。插图示实心状病毒颗粒

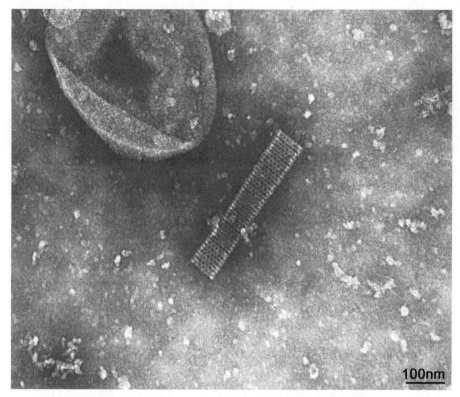

图 3-0-19　呼肠孤病毒成分形成的蜂窝状结构（负染）

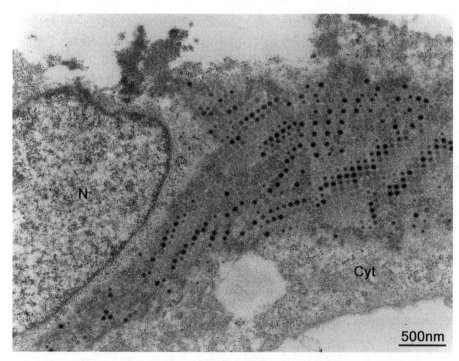

图 3-0-20　正呼肠孤病毒 1 型在细胞中的形态（恒河猴肾细胞超薄切片）

细胞质内病毒颗粒聚集形成包涵体，其内可见实心或空心状的病毒颗粒。N. 细胞核；Cyt. 细胞质。本图由美国耶鲁大学

Caroline K.Y. Fong 博士提供并惠允使用

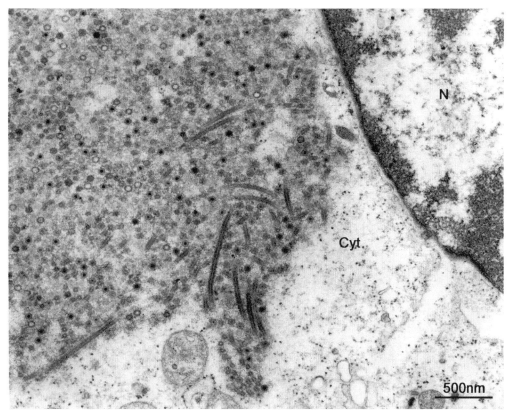

图 3-0-21　正呼肠孤病毒 3 型在细胞中的形态（恒河猴肾细胞超薄切片）

细胞质内病毒颗粒聚集形成包涵体，除实心或空心状的病毒颗粒外，还可见管状结构，其直径与病毒颗粒直径基本一致。N. 细胞核；Cyt. 细胞质。本图由美国耶鲁大学 Caroline K.Y. Fong 博士提供并惠允使用

【主要参考文献】

[1] Bishop RF，Davidson GP，Holmes IH，et al. Virus particles in epithelial cells of duodenal mucosa from children with acute non-bacterial gastroenteritis. Lancet，1973，2（7841）:1281-128.

[2] Estes MK，Greenberg HB. *Reoviridae*: rotavirus. In: Knipe DM，Howley PM，eds. Fields Virology. 6th ed. Philadelphia: Lippincott Williams & Wilkins. 2013:1347-1401.

[3] 黄文林 . 分子病毒学 . 第 2 版 . 北京：人民卫生出版社 . 2002:322，492-509.

[4] Arias CF，Romero P，Alvarez V，et al. Trypsin activation pathway of rotavirus infectivity. J Virol，1996，70:5832-5839.

[5] Kotloff KL，Nataro JP，Blackwelder WC，et al. Burden and aetiology of diarrhoeal disease in infants and young children in developing countries（the Global Enteric Multicenter Study，GEMS）: a prospective，case-control study. Lancet，2013，382（9888）:209-222.

[6] Hung T，Chen GM，Wang CA，et al. Waterborne outbreak of rotavirus diarrhoea in adults in China caused by a novel rotavirus.Lancet，1984，1（8387）:1139-1142.

[7] Hung T，Chen GM，Wang CA，et al. Rotavirus-like agent in adult non-bacterial diarrhoea in China. Lancet，1983，2（8358）:1078-1079.

[8] Chen GM，Hung T，Bridger JC，et al. Chinese adult rotavirus is a group B rotavirus. Lancet，1985，2（8464）:1123-1124.

[9] Palmer EL，Martin ML. An Atlas of Mammalian Viruses. Boca Raton，Florida: CRC Press. 1982:23-33.

第四章　负链 RNA 病毒

第一节　正黏病毒科（*Orthomyxoviridae*）

正黏病毒科成员和人类健康关系密切的主要是流感病毒（Influenza virus）。1930 年成功分离了第一株流感病毒——猪流感病毒（A/swine/Iowa/30）[1]；1933 年，英国人 Wilson Smith 等从雪貂中分离出第一株人流感病毒，命名为甲型流感病毒[2]。1940 年和 1947 年分别分离出乙型和丙型流感病毒[3]。

【基本特征】

正黏病毒科成员包括 5 个属，即甲型流感病毒、乙型流感病毒、丙型流感病毒、Thogoto virus 和 Havirus（感染性蛙鱼贫血病毒），其中感染人类的主要为甲、乙、丙型流感病毒。甲型流感病毒分为 18 个血凝素（HA）亚型（H1 ～ H18）和 11 个神经氨酸酶（NA）亚型（N1 ～ N11）[4]。其中人类季节性流感病毒主要包括 H1N1、H3N2 和乙型流感病毒，H2N2 亚型也曾在人类流行，其他亚型禽流感病毒 H5N1、H5N6、H7N1、H7N2、H7N3、H7N7、H7N9、H9N2、H10N7 和 H10N8 等也可感染人类[3, 5, 6]。

流感病毒抵抗力较弱，其最适 pH 为 7.0 ～ 8.0，对物理、化学等因素均敏感，电离辐射、碱性环境（pH > 9）或酸性环境（pH < 5）、离子和非离子去污剂、氧化剂和有机溶剂等影响病毒包膜的试剂均可灭活病毒。病毒在室温下感染性很快丧失，56℃加热 30 min 可灭活病毒，−70℃或冰冻干燥后病毒活性可以长期保持。流感病毒的分离和培养最常使用的是鸡胚。禽和马流感病毒可用 10 ～ 11 日龄鸡胚的尿囊腔，在 33 ～ 37℃ 条件下培养 2 ～ 3d；人流感病毒可用鸡胚的尿囊腔和羊膜腔，在 33 ～ 34℃ 的条件下培养 2 ～ 3d。大多数的甲型和乙型流感病毒可在犬肾细胞（Madin-Darby canine kidney，MDCK）上有效地增殖，但通常需在无血清培养基中添加胰酶。流感病毒的敏感动物为雪貂，毒株在小鼠体内连续传代可提高毒力。

甲型和乙型流感病毒的基因组由 8 个节段的单股负链 RNA 组成，编码 11 个蛋白。其中 PB1、PB2 和 PA 为病毒 RNA 聚合酶，这三种蛋白连同核蛋白（NP）组成病毒核糖核蛋白（ribonucleoprotein，RNP）。病毒表面有两种糖蛋白：一种是血凝素（HA），介导病毒与宿主细胞表面的唾液酸受体结合，与宿主内体膜进行融合，并在子代病毒的组装和出芽过程中发挥重要作用，是诱导中和抗体的主要成分。另一种为神经氨酸酶（NA），具有水解唾液酸的活性，在病毒颗粒释放过程中发挥重要作用。病毒包膜下为基质蛋白 M1 和 M2，M1 蛋白与病毒表面的糖蛋白及核心的 RNP 结合，维持病毒的空间结构，保护病毒核心，参与 RNP 的核输出及病毒出芽；M2 蛋白具有离子（主要是 Na$^+$）通道和调节膜内 pH 的作用，对病毒在胞内体的脱壳过程起着重要作用。丙型流感病毒的基因组由 7 个 RNA 节段所组成，没有 NA 基因，这些节段编码至少 9 个不同的多肽。

流感病毒通过呼吸道传播[7]，呈全球性流行。季节性甲型 H1N1、H3N2 流感病毒通过抗原性漂移和抗原性转换不断变异，维持其在人群中的持续流行[3]。学龄儿童和老年人是最易感人群，其感染症状比青壮年严重。流感病毒的受体为呼吸道黏膜上皮细胞表面的唾液酸，人流感病毒主要结合末端为 α-2，6 半乳糖的唾液酸寡糖，禽类和马类流感病毒主要结合末端为 α-2，3 半乳糖的唾液酸寡糖。甲型流感病毒感染的临床表现从无症状到严重的病毒性肺炎，甚至死亡。潜伏期一般 1 ～ 5d[8]。乙型流感病毒引起流行的频率较低，主要感染学龄儿童和青少年，引起的症状与甲型流感病毒相似。丙型流感病毒一般引起散发的上呼吸道感染，很少引起严重的下呼吸道疾病。

【形态学与超微结构】

1. 负染观察　典型的流感病毒在形态上由如下几种结构构成：①病毒颗粒的最外层为刺突，主要由 HA 和 NA 构成，长为 10 ～ 12nm，宽为 4 ～ 8nm，刺突间隔 7 ～ 8nm，均匀分布于整个病毒颗粒表面，是流感病毒最具特征的结构。②病毒的中间层，主要由病毒的脂质膜及其内侧基质蛋白（M1）构成，包裹病毒的核心成分。③病毒核心，主要由 RNP 构成。流感病毒具有多形性，新分离的流感病毒可呈丝状，长度从数十纳米至数微米不等，也可呈大小不一的球形、椭圆形、豌豆形、不规则形等形状。经过细胞或鸡胚多次传代的流感病毒多为球形，直径约为 100nm（图 4-1-1）。甲型和乙型流感病毒无形态学差异，负染时丙型流感病毒的表面膜蛋白可呈现特殊的六边形结构（图 4-1-2），在形态上易于与其他两种流感病毒区别。当染色剂穿透病毒包膜时，可见病毒内部螺旋状的核衣壳（图 4-1-3）。通过反向遗传学构建的流感病毒与天然病毒的形态无显著差异，也可将 HA、NA 构成的刺突结构表达在嵌合病毒上（图 4-1-4）。

2. 超薄切片观察　流感病毒在宿主细胞膜表面出芽成熟（图 4-1-5），有时还可在细胞微绒毛上出芽（图 4-1-6）。在细胞切片上常见丝状病毒颗粒，病毒颗粒常常聚集于细胞膜表面，刺突结构清晰可见，纵切面上病毒颗粒长度不一（图 4-1-7、图 4-1-8），有时横断面上可见 RNP 的切面呈点状（图 4-1-9）。

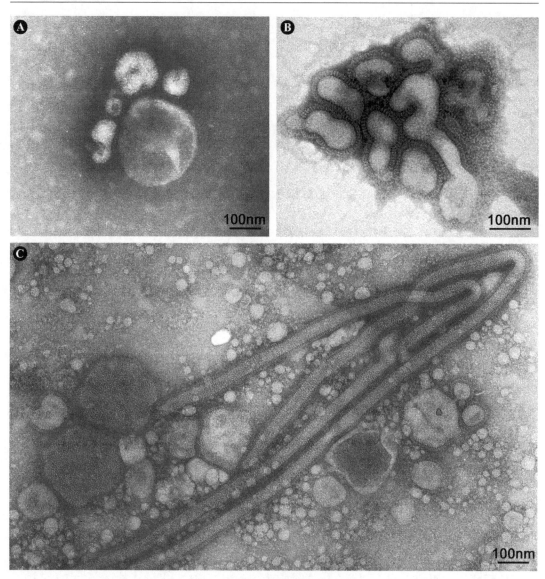

图 4-1-1　甲型流感病毒的形态（负染）

A.H1N1 流感病毒；B.H7N9 流感病毒；C. 首次鸡胚传代后的甲型流感病毒，可见呈丝状病毒颗粒

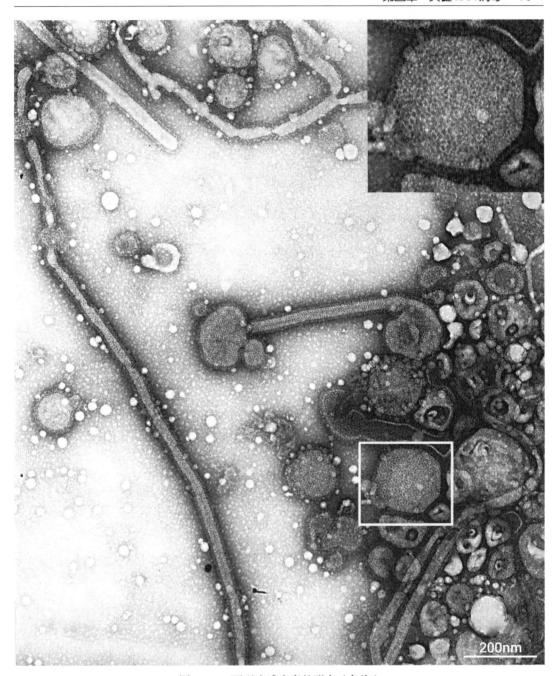

图 4-1-2　丙型流感病毒的形态（负染）

病毒颗粒表面可出现特征性的六边形结构（插图示）

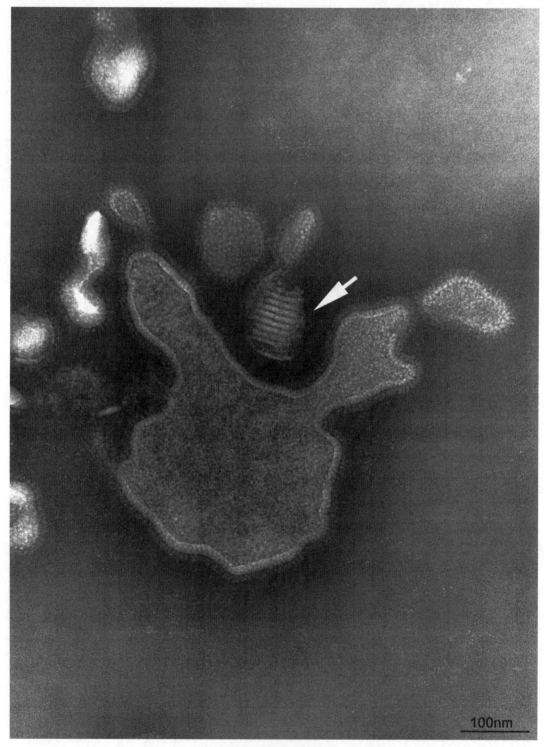

图 4-1-3　甲型流感病毒核衣壳的形态（负染）
箭头示螺旋状核衣壳

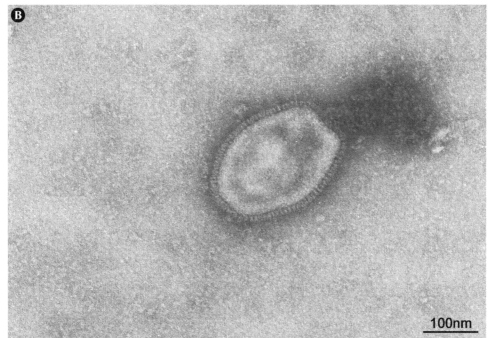

图 4-1-4　反向遗传学技术构建的流感病毒的形态（负染）

A. 反向遗传学构建的 H1N1 流感病毒，病毒呈多形性，刺突结构清晰可辨，其形态与天然病毒无明显差异；B. 利用反转录病毒载体构建的流感病毒假病毒颗粒，其刺突由流感病毒 HA、NA 蛋白构成，病毒内部为莫洛尼鼠白血病病毒（MMLV）核心

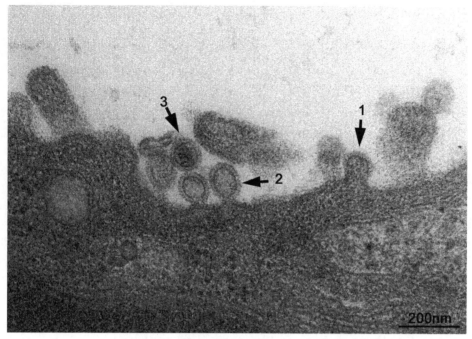

图 4-1-5 H7N9 流感病毒在肺泡细胞表面出芽（人肺组织超薄切片）

1 示正在出芽的病毒颗粒；2 示两个即将出芽完毕的病毒颗粒；3 示位于细胞外的成熟病毒颗粒。本图引自：Gao R, et al. Ultrastructural characterization of avian influenza A（H7N9）virus infecting humans in China.Virologica Sinica, 2014, 29（2）:1-4（略有修改）

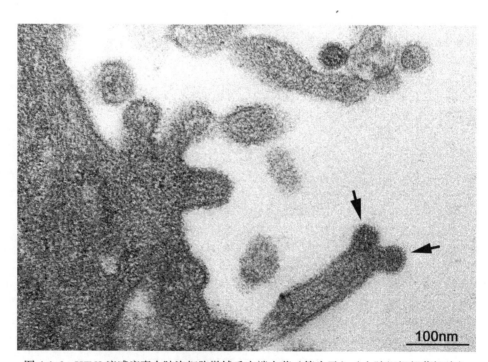

图 4-1-6 H7N9 流感病毒在肺泡细胞微绒毛末端出芽（箭头示）（人肺组织超薄切片）

本图引自：Gao R, et al. Ultrastructural characterization of avian influenza A（H7N9）virus infecting humans in China.Virologica Sinica, 2014, 29（2）:1-4（略有修改）

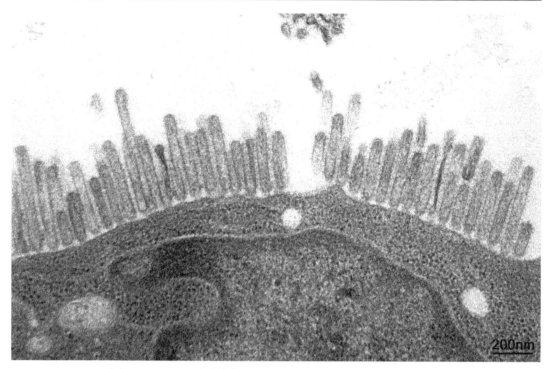

图 4-1-7 H1N1 流感病毒的纵切面形态（MDCK 细胞超薄切片）

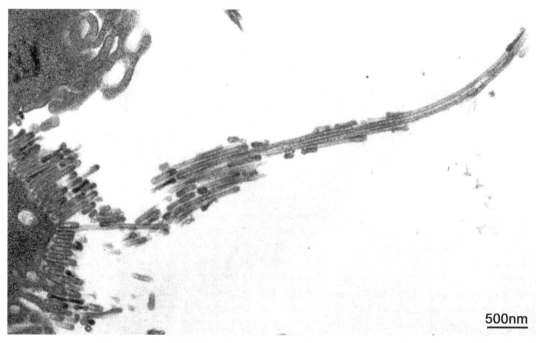

图 4-1-8 长度达数微米的 H1N1 流感病毒（MDCK 细胞超薄切片）

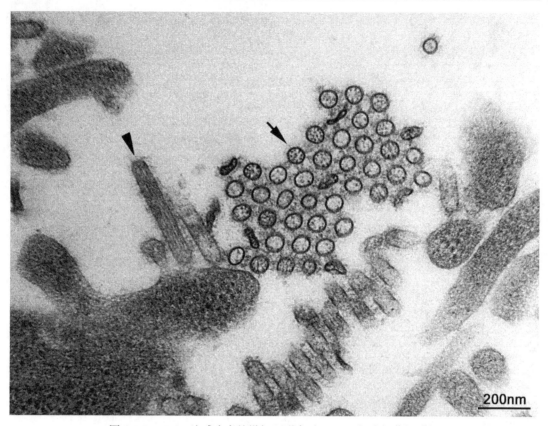

图 4-1-9　H1N1 流感病毒的纵切面形态（MDCK 细胞超薄切片）

病毒颗粒横断面轮廓呈圆形，箭头示病毒颗粒内部呈点状的核衣壳结构。三角示呈棒状的病毒颗粒纵切面。病毒颗粒外周可见刺突结构

【主要参考文献】

［1］Shope RE. Swine influenza: I. experimental transmission and pathology. J Exp Med，1931，54:349-359.

［2］Shope RE. The infection of ferrets with Swine influenza virus. J Exp Med，1934，60：49-61.

［3］Wright PF，Neumann G，Kawaoka Y. Orthomyxovirus. In: Knipe DM，Howley PM，eds. Fields Virology. 6th ed. Philadelphia: Lippincott Williams & Wilkins. 2013:1186-1243.

［4］Tong S，Zhu X，Li Y，et al. New world bats harbor diverse influenza A viruses. PLoS Pathog，2013，9: e1003657.

［5］Guo L，Zhang X，Ren L，et al. Human antibody responses to avian influenza A（H7N9）virus. Emerg Infect Dis，2013，20:192-200.

［6］Chen H，Yuan H，Gao R，et al. Clinical and epidemiological characteristics of a fatal case of avian influenza A H10N8 virus infection: a descriptive study. Lancet，2014，383:714-721.

［7］Alford RH，Kasel JA，Gerone PJ，et al. Human influenza resulting from aerosol inhalation. Proc Soc Exp Biol Med，1966，122:800-804.

［8］Eccles R. Understanding the symptoms of the common cold and influenza. Lancet Infect Dis，2005，5:718-725.

第二节　副黏病毒科（*Paramyxoviridae*）

该科成员与人类健康关系密切。1945 年分离的腮腺炎病毒是第一个发现的副黏病毒科成员。1954 年分离出麻疹病毒，1955 年发现呼吸道合胞病毒，1956 ～ 1960 年发现人副流感病毒 1 ～ 4 型。亨德拉病毒、尼帕病毒和偏肺病毒分别在 1994、1999 和 2001 年被发现[1]。

【基本特征】

副黏病毒科分为副黏病毒亚科（*Paramyxovirinae*）和肺病毒亚科（*Pneumovirinae*），各亚科分类如表 4-2-1 所示。

表 4-2-1　副黏病毒分类及重要病毒

亚科	属	重要病毒种
副黏病毒亚科 （*Paramyxovirinae*）	腮腺炎病毒属 （*Rubulavirus*）	腮腺炎病毒 人副流感病毒 2、4a、4b 型
	呼吸病毒属 （*Respirovirus*）	仙台病毒、人副流感病毒 1、3 型
	亨尼帕病毒属 （*Henipavirus*）	亨德拉病毒、尼帕病毒
	麻疹病毒属 （*Morbillivirus*）	麻疹病毒
	禽副黏病毒属 （*Avulavirus*）	新城疫病毒
肺病毒亚科 （*Pneumovirinae*）	肺炎病毒属 （*Pneumovirus*）	呼吸道合胞病毒
	偏肺病毒属 （*Metapneumovirus*）	偏肺病毒

副黏病毒对乙醚、乙醇、丙酮和其他脂溶去污剂等敏感。蛋白水解酶、干燥表面、阳光照射、紫外线照射和甲醛溶液均可灭活病毒。56℃加热 30 min 也可灭活病毒。副流感病毒、麻疹病毒、腮腺炎病毒在培养基中置 4℃可保持活力达 5 d 以上。麻疹病毒在 pH 4.5 以下时不具有传染性。呼吸道合胞病毒和偏肺病毒相对不稳定，采样后需立即接种敏感细胞[2]。副黏病毒敏感细胞包括猴肾细胞（Vero，LLC-MK2）、人宫颈癌细胞（HeLa）、人喉癌细胞（HEp-2）、犬肾细胞（MDCK）等多种常用细胞系[1, 2]。

副黏病毒基因组为不分节段的单股线状负链 RNA，基因组长 15 ～ 19 kb，有 6 ～ 10 个串联基因。成熟的病毒颗粒存在有 6 种结构蛋白：血凝素神经氨酸酶蛋白（HN）、融合蛋白（F）、基质蛋白（M）、核衣壳（NP）、磷蛋白（P）和大蛋白（L）。两个跨膜蛋白 HN 蛋白和 F 蛋白在包膜外表面形成刺突。HN 蛋白具有血凝素和神经氨酸酶活性。

　　副黏病毒亚科病毒主要通过飞沫和气溶胶传播，可导致多种呼吸道和全身症状，常见的疾病如麻疹、风疹、腮腺炎、上呼吸道感染和肺炎等，严重者可出现脑膜炎及全身多脏器功能衰竭[2]。肺病毒亚科成员主要感染儿童、老人和免疫力低下人群，感染一般局限于呼吸道[1]。

【形态学与超微结构】

　　1. 负染观察　　副黏病毒具有包膜，多呈球形，直径 150 ~ 350nm，病毒具有多形性，亦可见丝状病毒颗粒，长度可达数百纳米至数微米。副黏病毒在形态上由如下几种结构组成：①病毒的最外层为刺突，其长 10 ~ 12nm，均匀分布在病毒包膜上；②病毒的中间层主要为脂质包膜；③病毒核心主要由核衣壳构成。副黏病毒的核衣壳呈螺旋对称，状如鱼骨刺，形态具有特征性。副黏病毒亚科成员的核衣壳直径约为 18nm，螺距约为 5.5nm，中心呈直径约为 4nm 的中空轴心。肺病毒亚科成员的核衣壳直径约为 14nm，螺距约为 7nm[3]。副黏病毒的负染样本内可见病毒颗粒被染色剂穿透而呈现出内部的核衣壳结构，有时可见游离状态的核衣壳（图 4-2-1 ~ 图 4-2-4）。

　　2. 超薄切片观察　　副黏病毒通过在细胞膜出芽形成成熟的病毒颗粒。在切片上可见不同状态的病毒出芽过程，在出芽部位的细胞膜出现突起，突起处的细胞膜外侧可见高电子密度的刺突结构，细胞膜胞质侧聚集高电子密度成分（图 4-2-5A、图 4-2-5B、图 4-2-7A）。通常切片上，病毒颗粒呈长短不一的丝状（图 4-2-5C、图 4-2-5D），病毒的横断面上可见呈点状的核衣壳切面（图 4-2-5B）。有些病毒颗粒也可呈现多形性（图 4-2-6）。病毒复制过程中在细胞质内可出现由核衣壳聚集形成的絮状包涵体结构[4]（图 4-2-7B）。

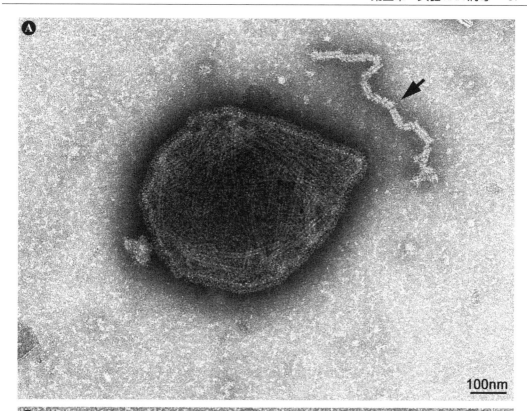

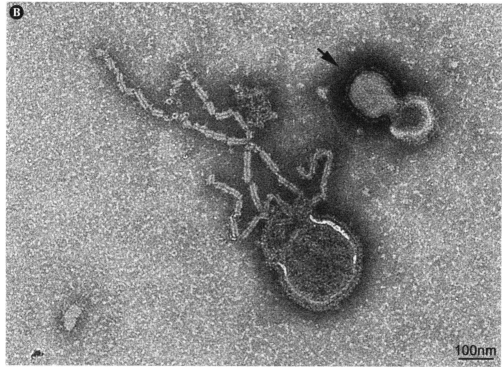

100nm

100nm

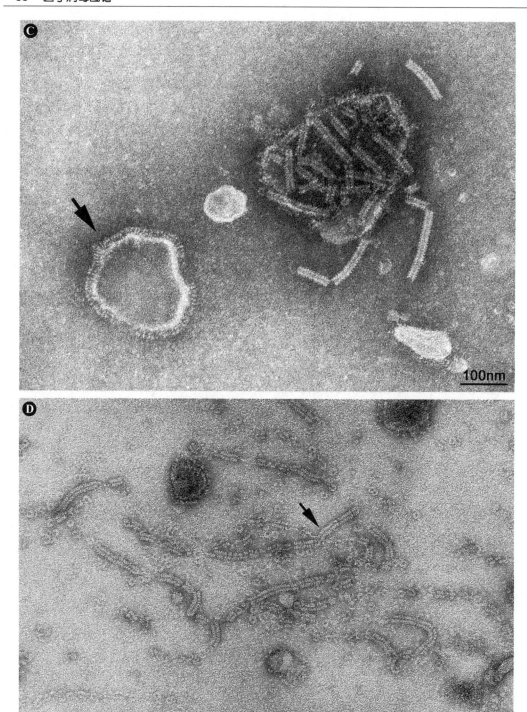

图 4-2-1　仙台病毒的形态（负染）

A.完整的病毒颗粒，表面有刺突，内部充满呈螺旋状对称的核衣壳，核衣壳直径均一，其内有中空的轴状结构，箭头示游离的核衣壳；B.右上箭头示完整的病毒颗粒，左下示破裂的病毒颗粒，核衣壳释放出病毒颗粒；C.左下示空瘪的病毒颗粒，右上示游离状态的核衣壳；D.游离的病毒核衣壳

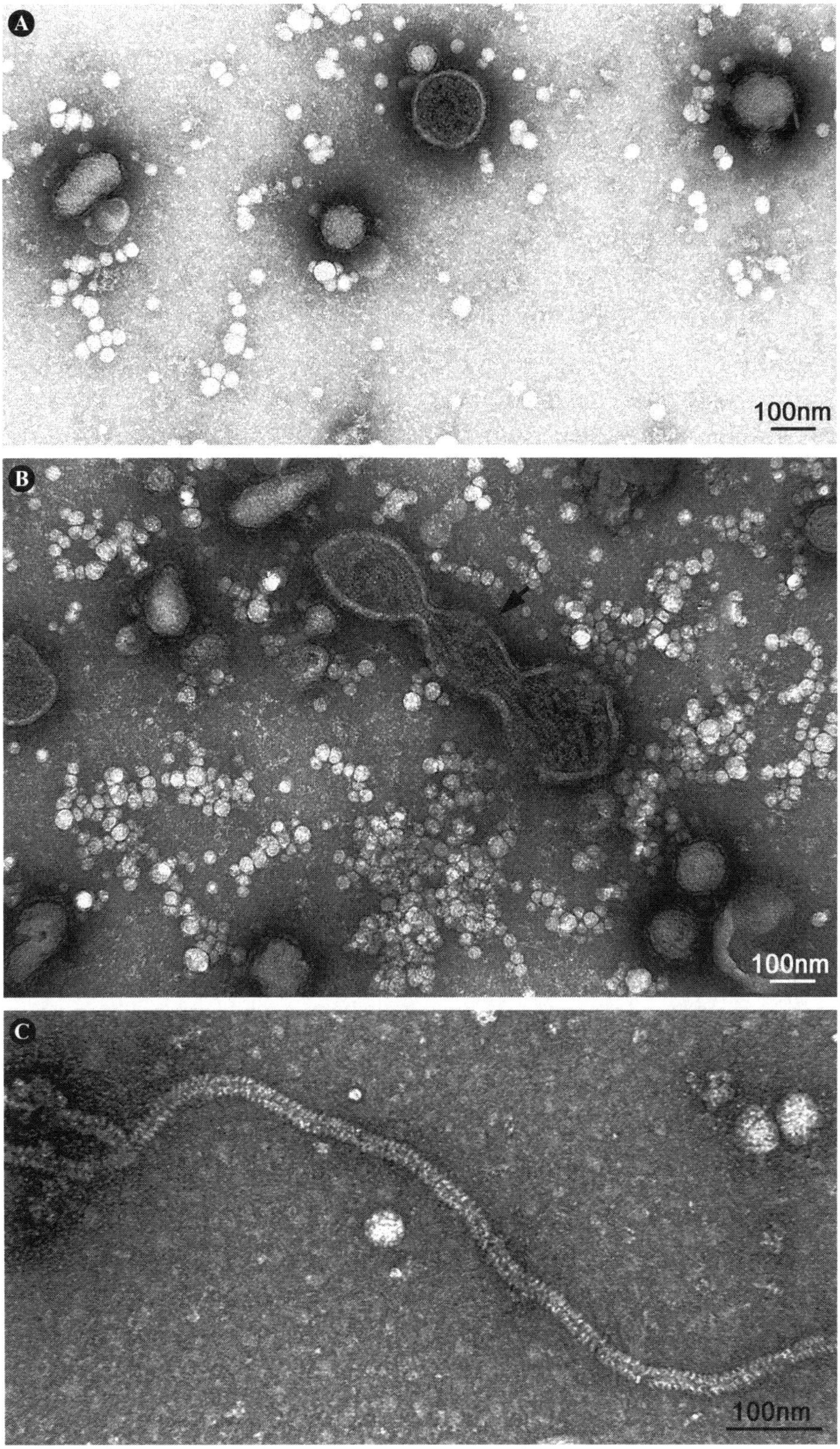

图 4-2-2　新城疫病毒的形态（负染）

A. 病毒颗粒大小不一，呈多形性，包膜上有刺突结构；B. 箭头示病毒内部核衣壳结构；C. 游离的核衣壳

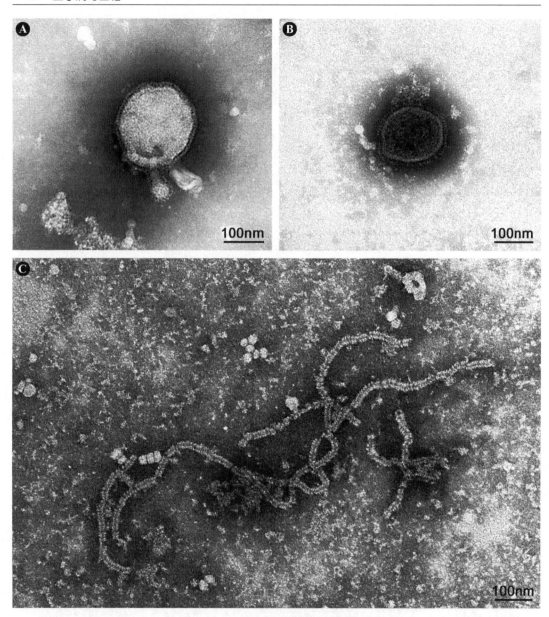

图 4-2-3　腮腺炎病毒的形态（负染）

A. 染色剂未穿透病毒颗粒时的病毒呈球形，刺突明显；B. 染色剂穿透病毒颗粒时可见病毒内部的核衣壳；C. 游离的螺旋对称核衣壳

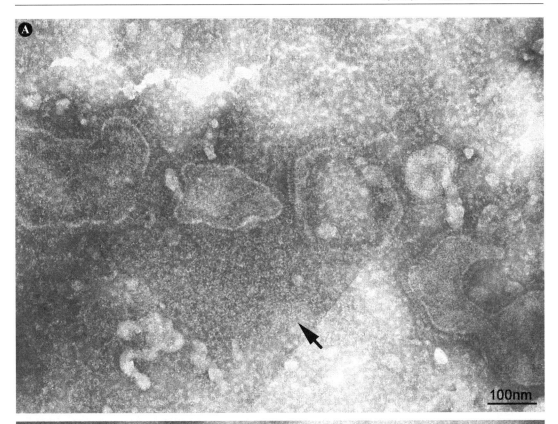

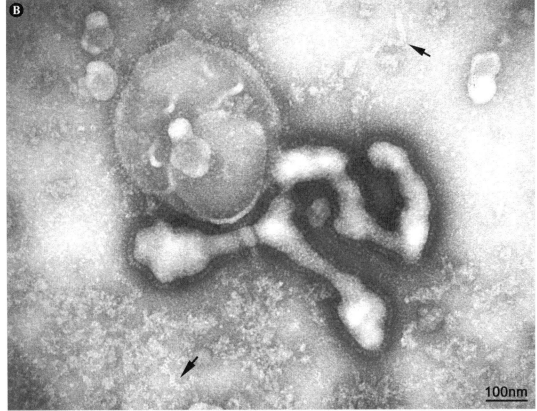

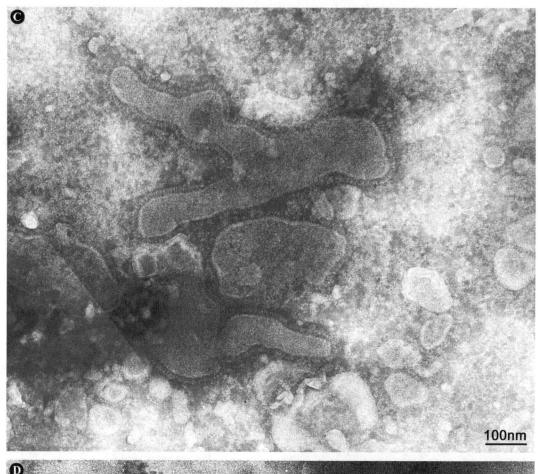

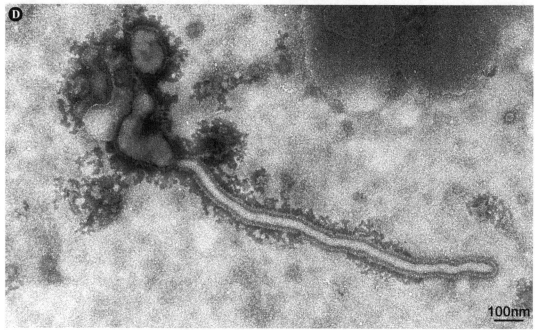

图 4-2-4　呼吸道合胞病毒的形态（负染）

A ～ D. 病毒呈多形性，病毒的刺突结构清晰可辨。A、B 中箭头示游离状态的螺旋状核衣壳

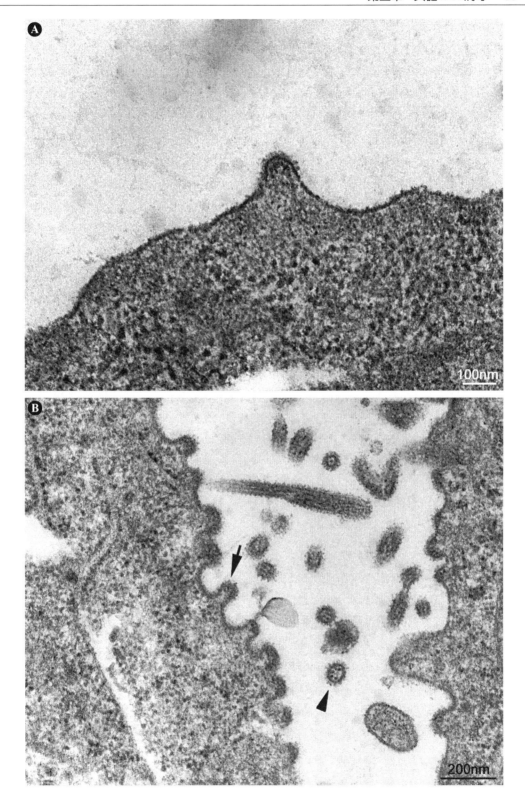

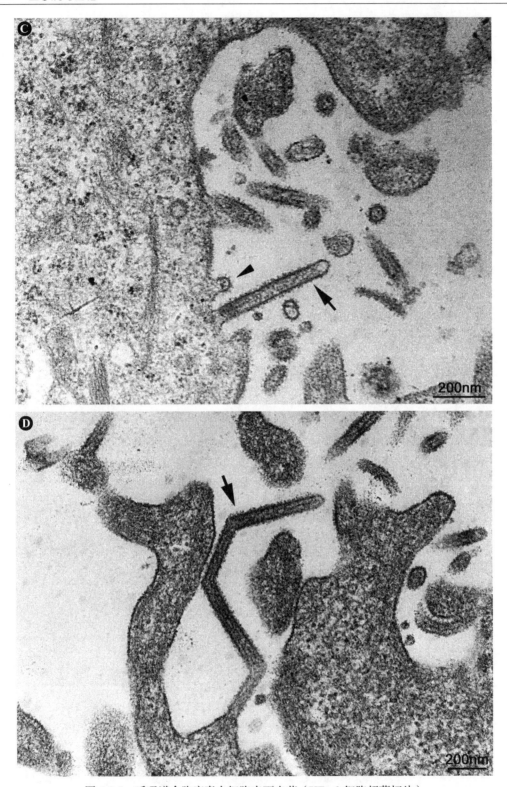

图 4-2-5　呼吸道合胞病毒在细胞表面出芽（HEp-2 细胞超薄切片）

A. 出芽部位细胞膜内、外侧呈高电子密度，细胞膜表面可见刺突结构；B. 箭头示出芽状态的病毒排列在细胞表面，三角示病毒横断面，其表面可见刺突结构，内部可见点状的病毒核衣壳切面；C. 三角示刚刚形成的出芽部位，箭头示出芽形成的柱状病毒颗粒；D. 箭头示具有锐利拐角的长丝状病毒

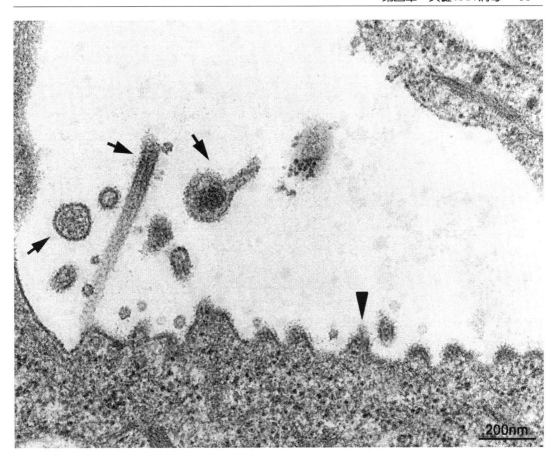

图 4-2-6 呼吸道合胞病毒感染细胞（HEp-2 细胞超薄切片）
箭头示细胞外呈多形性的病毒颗粒，三角示细胞膜表面出芽状态的病毒

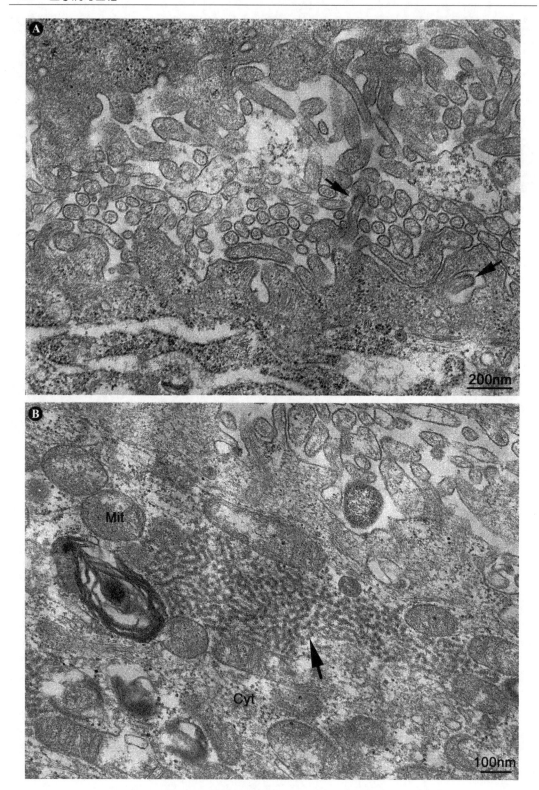

图 4-2-7　感染麻疹病毒在细胞内的形态（超薄切片）

A. 箭头示细胞膜表面出芽的病毒；B. 箭头示细胞质内病毒核糖核蛋白（RNP）形成的絮状包涵体。Mit. 线粒体；Cyt. 细胞质

【主要参考文献】

[1] Lamb RA， Parks GD. *Paramyxoviridae*. In: Knipe DM， et al， eds. Fields Virology. 6th ed. Philadelphia: Lippincott Williams & Wilkins. 2013：957-995.

[2] Richman DD，等 . 临床病毒学 . 第 3 版 . 陈敬贤等译 . 北京 : 科学出版社 . 2012: 831-896.

[3] Hyatt AD， Zaki SR， Goldsmith CS， et al. Ultrastructure of Hendra virus and Nipah virus within cultured cells and host animals. Microbes Infect， 2001，3:297-306.

[4] Goldsmith CS， Whistler T， Rollin PE， et al. Elucidation of Nipah virus morphogenesis and replication using ultrastructural and molecular approaches. Virus Res，2003，92:89-98

第三节　丝状病毒科（*Filoviridae*）

感染人的丝状病毒主要有马尔堡病毒和埃博拉病毒。马尔堡病毒是第一种被发现的丝状病毒。1967 年 8 月中旬，3 名德国科学家因处理一批来自乌干达的非洲绿猴器官而感染发病 [1, 2]。根据发病地点，将这种病毒命名为马尔堡病毒。1976 年，在非洲刚果民主共和国西北部的埃博拉河附近发现了埃博拉病毒 [3, 4]。

【基本特征】

丝状病毒科（*Filoviridae*）包括马尔堡病毒属（*Marburgvirus*）和埃博拉病毒属（*Ebolavirus*）两个属。马尔堡病毒属只有马尔堡病毒（*Marburg virus*，MARV）1 个种。埃博拉病毒属包含 5 个不同的种，即扎伊尔埃博拉病毒（*Zaire Ebolavirus*，ZEBOV）、苏丹埃博拉病毒（*Sudan Ebolavirus*，SEBOV）、雷斯顿埃博拉病毒（*Reston Ebolavirus*，REBOV）、塔依森林埃博拉病毒（*Tai Forest Ebolavirus*，旧称 ICEBOV 或者 CIEBOV）和本迪布焦埃博拉病毒（*Bundibugyo Ebolavirus*，BEBOV）[5]。其中，雷斯顿型对人不致病。

丝状病毒是具有包膜的 RNA 病毒。病毒在室温下较稳定，对热有中度抵抗力，56℃作用 30min 不能完全灭活，60℃作用 30min 大部分感染性丧失 [2, 6]。高剂量的紫外线、γ射线、脂溶剂、β- 丙内酯、光诱导的烷基化、异硫氰酸胍、次氯酸、酚类消毒剂等均可灭活病毒 [2, 6]。多选用绿猴肾细胞（Vero E6）和人宫颈癌细胞（HeLa）等培养丝状病毒。灵长类动物和乳鼠对丝状病毒较为敏感，成年小鼠和鸡胚不敏感。

丝状病毒的基因组为单股负链线状 RNA，长约 19 000 个核苷酸，占病毒粒子质量的 1% [7]，依次编码 7 种病毒蛋白：① N 蛋白（nucleoprotein，NP），分子质量为 90 ～ 104 kDa，是与 RNA 衣壳化相关的核蛋白；② VP35，为聚合酶复合因子；③ VP40，是基质蛋白，参与病毒粒子组装和出芽；④糖蛋白（GP），与病毒进入、受体结合和膜融合相关；⑤ VP30，与 RNA 衣壳化及转录激活相关的核蛋白；⑥ VP24，为基质蛋白，参与病毒粒子组装；⑦多聚酶 L，为 RNA 依赖的 RNA 聚合酶 [2, 8]。

丝状病毒经密切接触传播，分别引起马尔堡出血热（Marburg hemorrhagic fever，MHF）和埃博拉出血热（Ebola hemorrhagic fever，EHF）。病毒侵入人体后，首先侵犯树突状细胞和巨噬细胞，至区域淋巴结，在淋巴系统内播散，并通过血行感染肝、脾和其他组织，损伤血管和凝血系统，并造成脏器坏死和组织糜烂出血[2]。

【形态学与超微结构】

1. 负染观察　丝状病毒的病毒颗粒呈直径均一的丝线状，直径约 80nm，长度不一，可长达 14 000nm，其形态具有特异性。病毒有包膜，其上有长度约 10nm 的刺突。包膜内为直径约 50nm 的螺旋对称核衣壳，螺距约 5nm。核衣壳中心为直径约 20nm 的轴心，其贯穿整个病毒（图 4-3-1），当染色剂穿透病毒包膜时，可见病毒内螺旋状的核衣壳。培养、纯化的丝状病毒呈多形性，表现为病毒颗粒可弯曲成"U"形、"6"或"9"形、环状或分枝状，或者一端膨大呈眼镜蛇状等形态（图 4-3-2、图 4-3-3）。长度分别为840nm 和 1 200nm 的马尔堡病毒和埃博拉病毒感染性最强[2]。

2. 超薄切片观察　在切片上，丝状病毒呈现为高电子密度的丝状结构。丝状病毒在宿主细胞质内复制，大量病毒核衣壳聚集在细胞质内可形成包涵体（图 4-3-4），核衣壳间可呈平行排列或无序排列。病毒在细胞膜表面出芽，获得包膜和刺突，形成成熟病毒颗粒，脱离细胞或进入细胞间隙内（图 4-3-5、图 4-3-6）。

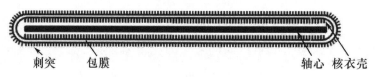

刺突　包膜　　　　　　　　　　　　　　　　　　　　轴心　核衣壳

图 4-3-1　丝状病毒结构示意图

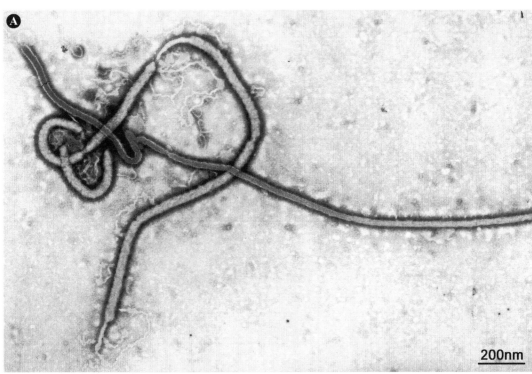

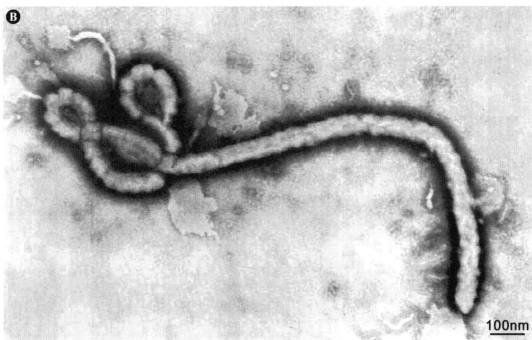

图 4-3-2　埃博拉病毒的形态（负染）

A. 病毒颗粒长度不等，病毒颗粒呈首尾相连状；B. 病毒颗粒一端呈弯曲交叉状。本图由美国得克萨斯大学 Frederick A. Murphy 教授提供并惠允使用

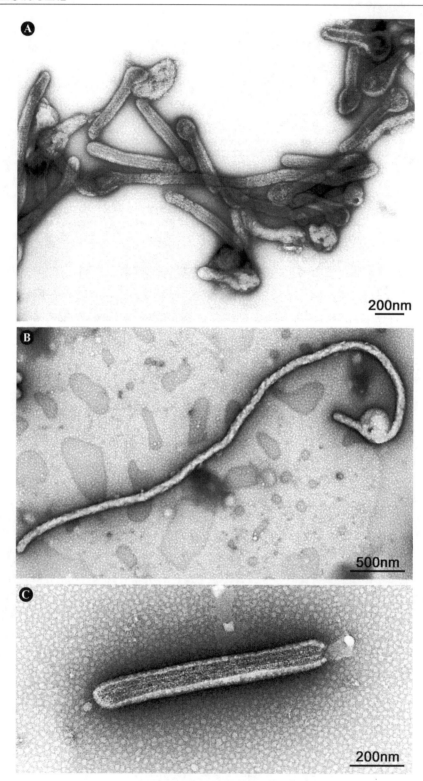

图 4-3-3　马尔堡病毒的形态（负染，Vero 细胞培养）
A.多数病毒颗粒呈丝状，其直径均一，病毒颗粒一端可呈膨大状；B.长达数微米的病毒颗粒；C.染色剂穿透病毒包膜，可见病毒螺旋状核衣壳及轴心

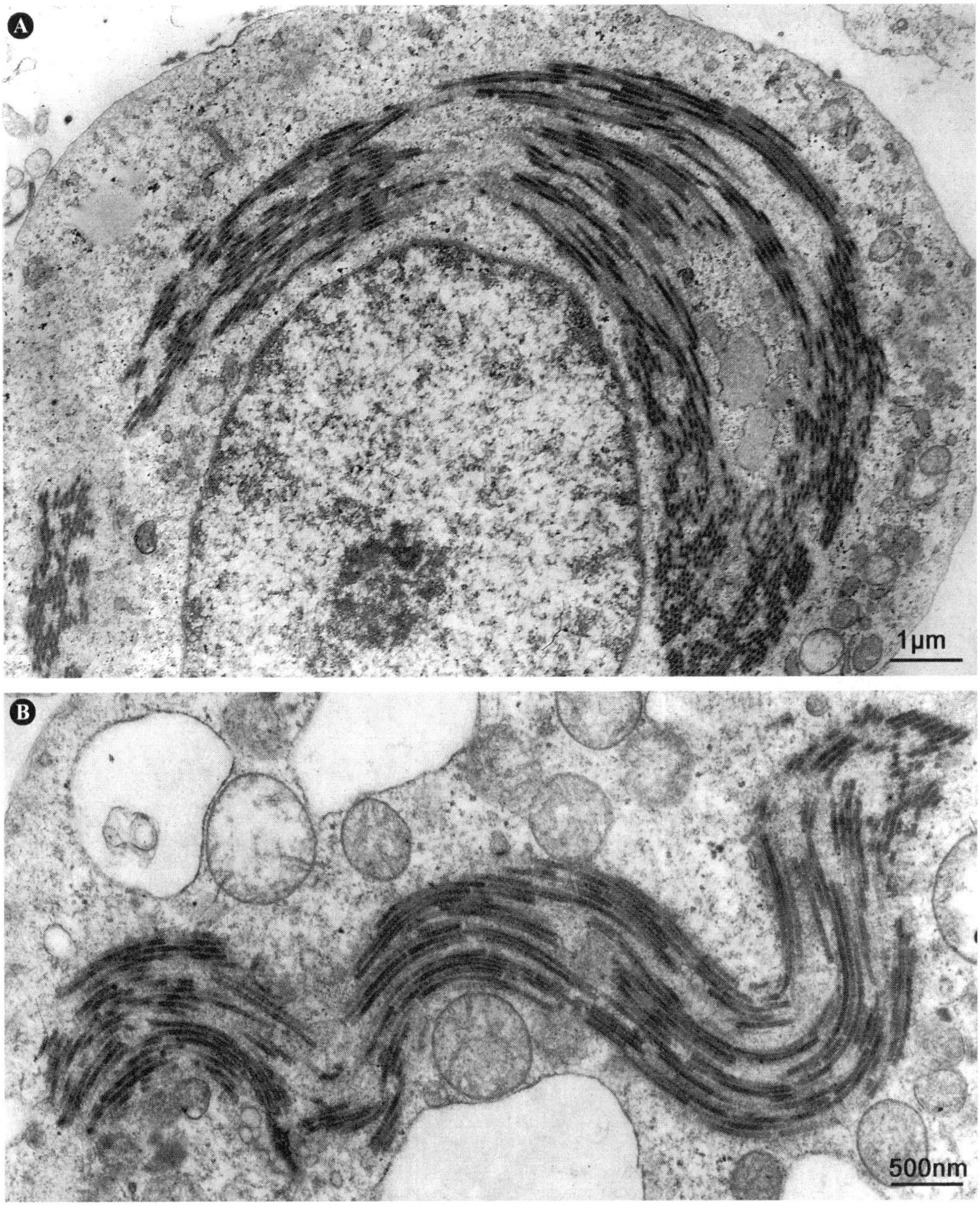

图 4-3-4　埃博拉病毒在细胞中的形态（Vero 细胞超薄切片）

A、B. 细胞质内大量病毒核衣壳平行排列形成巨大包涵体结构。本图由美国得克萨斯大学 Frederick A. Murphy 教授提供并惠允使用

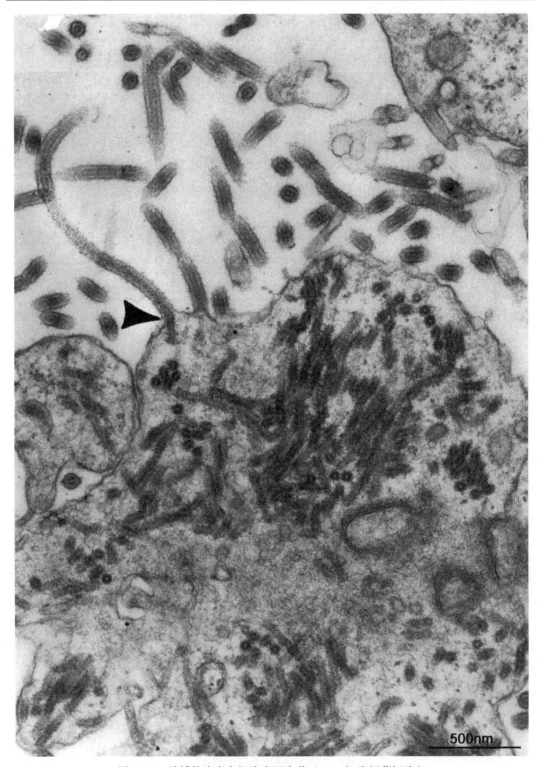

图 4-3-5　埃博拉病毒在细胞表面出芽（Vero 细胞超薄切片）

三角示细胞膜表面出芽的病毒颗粒，病毒颗粒内部可见高电子密度的核衣壳结构。细胞外可见不同切面（纵切、横断、斜切）的
成熟病毒颗粒，细胞质内可见大量高电子密度的病毒核衣壳。本图由美国得克萨斯大学 Frederick A. Murphy 教授提供并惠允使用

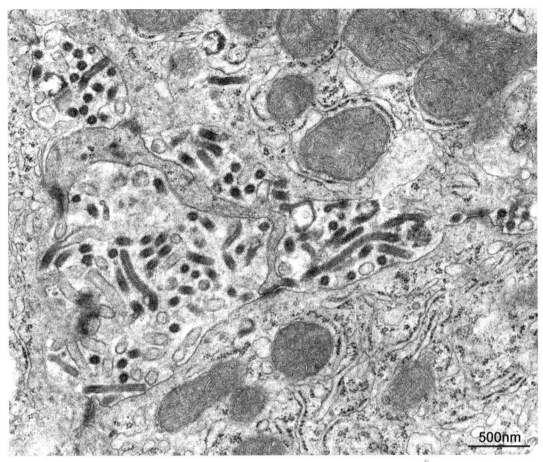

图 4-3-6　马尔堡病毒在猴肝脏中的形态（超薄切片）
病毒颗粒聚集于细胞间隙内，可见病毒颗粒的不同切面。本图由美国得克萨斯大学 Frederick A. Murphy 教授提供并惠允使用

【主要参考文献】

［1］Kissling RE，Robinson RQ，Murphy FA，et al. Agent of disease contracted from green monkeys. Science，1968，160: 888-890

［2］Feldmann H，Sanchez A，Geisbert TW. *Filoviridae*: Marburg and Ebola viruses. In: Knipe DM，Howley PM，eds. Fields Virology. 6th ed. Philadelphia: Lippincott Williams & Wilkins.2013: 923-956.

［3］Pattyn S，van der Groen G，Courteille G，et al. Isolation of Marburg-like virus from a case of haemorrhagic fever in Zaire. Lancet，1977，1: 573-574

［4］Bowen ET，Lloyd G，Harris WJ，et al. Viral haemorrhagic fever in southern Sudan and northern Zaire. Preliminary studies on the aetiological agent. Lancet，1977，1: 571-573.

［5］Towner JS，Sealy TK，Khristova ML，et al. Newly discovered ebola virus associated with hemorrhagic fever outbreak in Uganda. PLoS Pathog，2008，4: e1000212

［6］Mitchell SW，McCormick JB. Physicochemical inactivation of Lassa, Ebola, and Marburg viruses and effect on clinical laboratory analyses. J Clin Microbiol，1984，20: 486-489

［7］Breman JG，Johnson KM，van der Groen G，et al. A search for Ebola virus in animals in the Democratic

Republic of the Congo and Cameroon: ecologic, virologic, and serologic surveys, 1979-1980. Ebola Virus Study Teams. J Infect Dis, 1999, 179（Suppl 1）: S139-147.

[8] Regnery RL, Johnson KM, Kiley MP. Virion nucleic acid of Ebola virus. J Virol, 1980, 36: 465-469.

第四节　弹状病毒科（*Rhabdoviridae*）

狂犬病毒（*Rabies virus*）是弹状病毒科最著名的成员。1804 年，Zinke 用犬的唾液证明狂犬病具有传染性。1879 年，Galtier 实现了狂犬病毒在兔子的连续传代。1903 年，Negri 明确描述了狂犬病毒和神经细胞的相互作用[1]。

【基本特征】

弹状病毒科包含 180 余种从植物和动物中分离获得的不同病毒。目前，动物来源的弹状病毒有 6 个属，其中可以感染人的是狂犬病毒属（*Lyssavirus*）和水疱性口膜炎病毒属（*Vesiculovirus*）[1]。狂犬病毒属于狂犬病毒属[1]。1983 年，世界卫生组织狂犬病专家委员会第七次会议和 1992 年第八次会议将狂犬病毒分为 5 个血清型，即血清型 1（攻击毒标准株 CVS 原型株）、血清型 2（Lagos 蝙蝠原型株）、血清型 3（Mokola 原型株）、血清型 4（Duvenhage 原型株）和血清型 5（Europe 攻击毒标准株 CVS 原型株）[2]。

弹状病毒为具有包膜的 RNA 病毒。狂犬病毒的沉降系数为 45S，在氯化铯中的浮力密度为 1.66 g/cm³。狂犬病毒对热敏感，60℃作用 30s 或 100℃作用 20s 即可灭活病毒。病毒在 20～22℃放置 1～2 周或在 4℃放置 5～6 周，可丧失感染性。狂犬病毒对紫外线和日光较为敏感。甲醛、酚、β-丙内酯、磷酸三丁酯、乙醇、碘酒、汞、肥皂、10% 氯仿、20% 乙醚及氧化剂和表面活性剂均可灭活病毒。狂犬病毒具有较强的神经组织嗜性，各种动物对狂犬病毒的敏感性不同，其中家犬属于中度敏感宿主[2]。

狂犬病毒基因组为单股负链线状 RNA，长约 12 000 个核苷酸，分为先导 RNA、编码区、非编码区和间隔区 4 个部分。基因组自 3′ 末端至 5′ 末端依次排列着 N、M1、M2、G 和 L 基因。狂犬病毒颗粒含有 5 种蛋白，分别是：① G 蛋白，为外膜糖蛋白（构成病毒的刺突），是中和抗原，具有血清型抗原决定簇，能够凝集血红细胞，具有受体结合活性；② M2 蛋白，为外膜蛋白，位于外膜内侧，连接核衣壳和外膜；③ L 蛋白，具有 RNA 依赖的 RNA 聚合酶（RdRp）活性；④ N 蛋白，为衣壳蛋白，具有抗原决定簇；⑤ M1 蛋白，是 RNA 聚合酶辅助成分[2, 3]。

狂犬病毒是致死性传染病——狂犬病的病原体，广泛存在于犬、猫、狐狸、狼和蝙蝠等多种动物体内，并在它们之间传播[2, 3]。病毒通过伤口进入体内，在局部组织的神经节繁殖，并进一步侵犯中枢神经系统[4～6]，病毒在大脑海马回锥体细胞、小脑浦肯野细胞和脊髓后角细胞内复制过程中能够形成球形或椭圆形的尼氏小体（Negri's body），病毒最终扩散至周围神经和唾液腺等组织。狂犬病的潜伏期一般为 2～3 周，个别病例可长达数年。患者的病死率几乎为 100%。

【形态学与超微结构】

1. 负染观察 典型的狂犬病毒颗粒呈特征性的子弹状,长度约 180 nm,宽度约 80nm,一端钝圆,一端齐平。病毒的最外层遍布刺突,后者附着于病毒包膜之上,包膜内部为螺旋状核衣壳,核衣壳与 M2 蛋白紧贴包膜内侧。有时狂犬病毒的形态可发生变化,如可呈尖锐的圆端,病毒长度也可出现较大变化,但病毒直径变化不大,仍呈子弹状(图 4-4-1、图 4-4-2)。

2. 超薄切片观察 狂犬病毒在宿主细胞质内复制,病毒颗粒可向内质网腔内出芽,病毒的横断面上清晰可见病毒刺突、包膜、基质及核心结构(图 4-4-3)。复制过程中病毒基质及核糖体聚集形成包涵体,即为尼氏小体,病毒颗粒可在尼氏小体的膜性结构上出芽(图 4-4-4、图 4-4-5)。切片上的病毒颗粒因为切面方向不同而呈现不同形态,病毒的长度变化也较大,但是病毒的直径基本不变(图 4-4-6)。

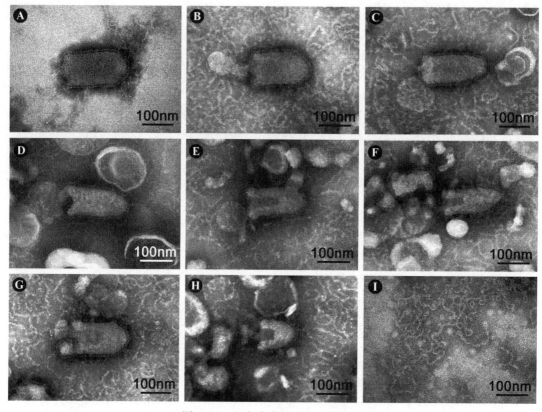

图 4-4-1　狂犬病毒的形态（负染）

A～H.病毒颗粒呈子弹状，不同病毒颗粒的直径基本均一，长度可变。病毒平端可出现凹陷，包膜上有刺突。I.游离的弯曲
状的病毒核衣壳

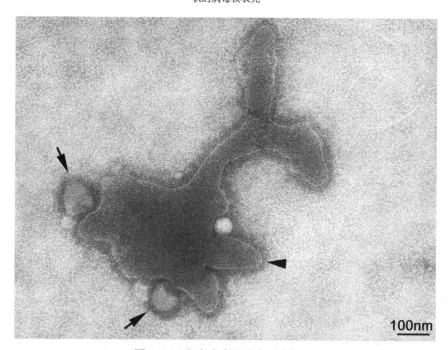

图 4-4-2　狂犬病毒的形态（负染）

三角示细胞膜结构上正在出芽的病毒颗粒，箭头示游离的病毒颗粒，病毒颗粒及细胞膜表面刺突清晰可见

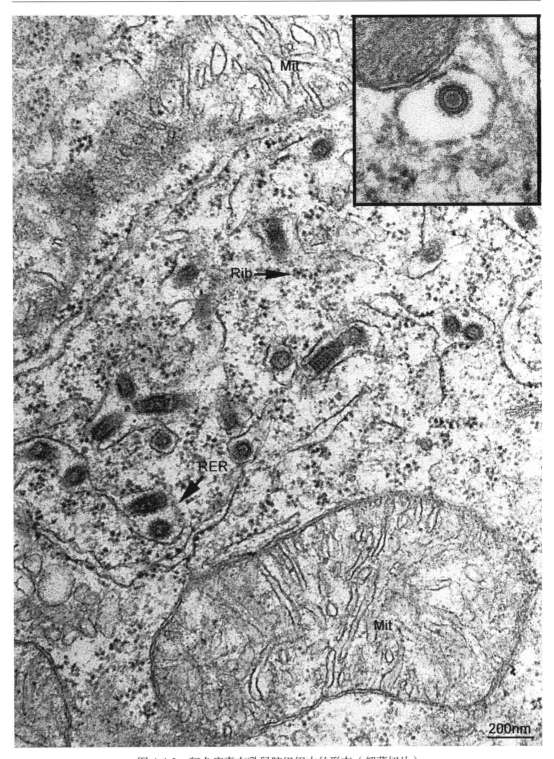

图 4-4-3　狂犬病毒在乳鼠脑组织中的形态（超薄切片）

病毒颗粒向内质网中出芽，可见病毒颗粒的不同切面，插图示病毒颗粒横断面，病毒的刺突、包膜、基质、核衣壳清晰可辨。

RER. 粗面内质网；Mit. 线粒体；Rib. 核糖体

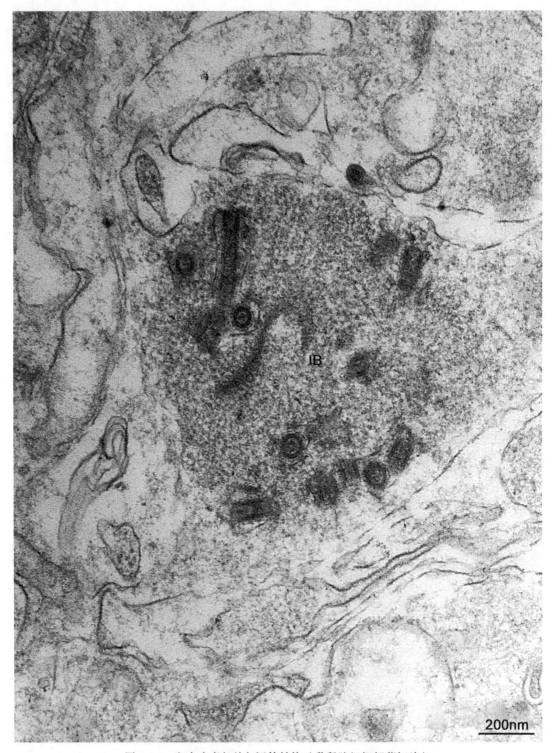

图 4-4-4　狂犬病毒相关包涵体结构（乳鼠脑组织超薄切片）

包涵体内可见狭长的病毒结构及病毒不同切面。包涵体为病毒发生的基质，病毒颗粒位于其内部或表面的膜性结构内。IB. 包涵体

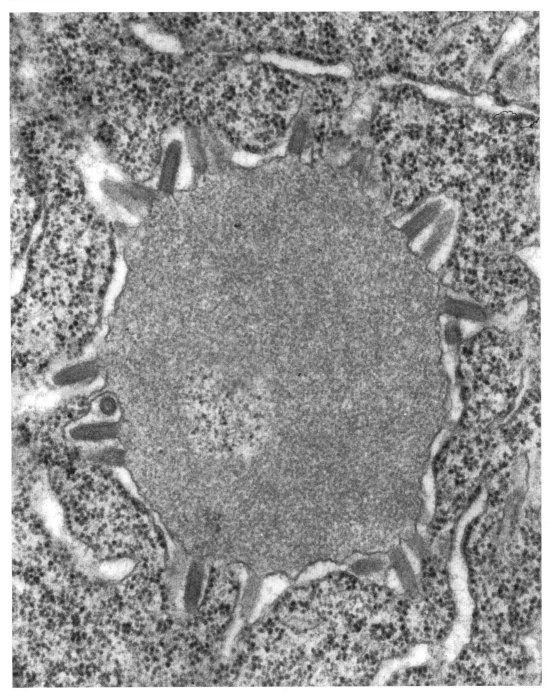

图 4-4-5 狂犬病毒包涵体包膜上出芽（乳鼠脑组织超薄切片）

图示许多病毒颗粒在包涵体的包膜上出芽。包涵体较大时可在光镜下观察到，此结构即尼氏小体。本图由美国得克萨斯大学
Frederick A. Murphy 教授提供并惠允使用

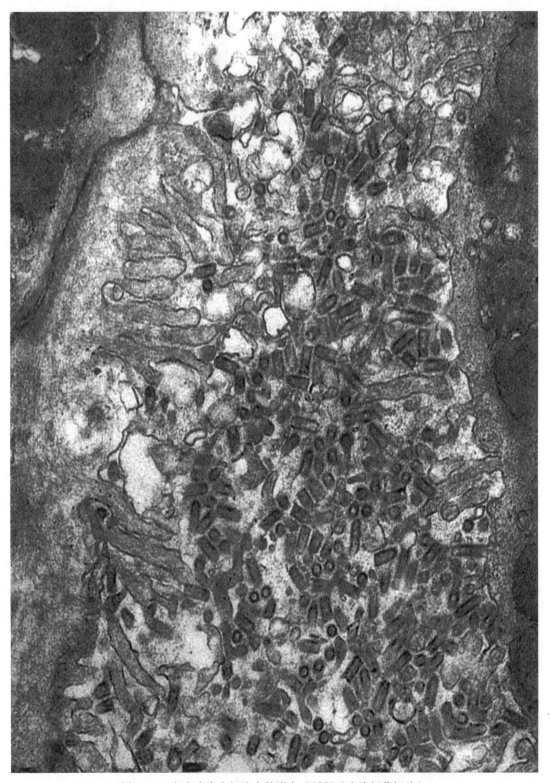

图 4-4-6　狂犬病毒在细胞内的形态（狐狸唾液腺超薄切片）

大量病毒颗粒位于细胞间隙内，可见病毒的纵切面及横断面。本图由美国得克萨斯大学 Frederick A. Murphy 教授提供并惠允使用

【主要参考文献】

[1] Lyles DS, Kuzmin LV, Rupprecht CE. *Rhabdoviridae*. In: Knipe DM, Howley PM, eds. Fields Virology. 6th ed. Philadelphia: Lippincott Williams & Wilkins. 2013.

[2] 金奇. 医学分子病毒学. 北京: 科学出版社. 2001: 614-632.

[3] Johnson N, Aréchiga-Ceballos N, Aguilar-Setien A. Vampire bat rabies: ecology, epidemiology and control. Viruses, 2014, 6 (5):1911-1928.

[4] Hemachudha T, Ugolini G, Wacharapluesadee S, et al. Human rabies: neuropathogenesis, diagnosis, and management. Lancet Neurol, 2013, 12 (5):498-513.

[5] Hatanpaa KJ, Kim JH. Neuropathology of viral infections. Handb Clin Neurol, 2014, 123:193-214.

[6] Koyuncu OO, Hogue IB, Enquist LW. Virus infections in the nervous system. Cell Host Microbe, 2013, 13 (4):379-393.

第五节　布尼亚病毒科（*Bunyaviridae*）

1930 年，Daubney 等从新生羔羊中分离出裂谷热病毒（*Rift Valley fever virus*，RVFV）[1]，RVFV 可引起人畜共患病，即裂谷热（Rift Valley fever）。1951 ～ 1953 年，朝鲜战争时期暴发了朝鲜出血热（Korean hemorrhagic fever，KHF），又称流行性出血热（epidemic hemorrhagic fever，EHF），统称肾综合征出血热（hemorrhagic fever with renal syndrome，HFRS）[1]。1978 年，韩国学者李镐汪（Lee HW）首次从黑线姬鼠肺中分离到朝鲜出血热的病原体，根据采集标本的地点将其命名为汉滩病毒（*Hantaan virus*），但其分类学归属长期不明[1]。1983 年，我国学者洪涛等在世界上首先报告了感染细胞内的汉滩病毒形态[2, 3]，为汉坦病毒分类提供了关键依据，使我国在汉坦病毒形态学方面的研究居于世界领先地位。1993 年，在美国西南部暴发了汉坦病毒肺综合征（Hantavirus pulmonary syndrome，HPS），随后分离出导致 HPS 的病原体辛诺柏病毒（*Sin Nombre virus*，SNV），并且证实其宿主是啮齿类动物鹿鼠[1, 4]。1999 年美国科学家分离获得拉克罗斯病毒（*La Crosse virus*，LACV），该病毒主要导致儿童脑炎[5]。2010 年在我国发现了发热伴血小板减少综合征病毒（Severe Fever with Thrombocytopenia Syndrome bunyavirus，SFTSV），可导致严重发热伴血小板减少综合征（severe fever with thrombocytopenia syndrome，SFTS）[6]。

【基本特征】

布尼亚病毒科包括 4 个能感染人和动物的病毒属：正布尼亚病毒属（*Orthobunyavirus Genus*）、白蛉病毒属（*Phlebovirus Genus*）、内罗毕病毒属（*Nairovirus Genus*）和汉坦病毒属（*Hantavirus Genus*），以及 1 个仅感染植物的番茄矮（斑）萎病毒属（*Tospovirus Genus*）[1]。汉滩病毒属于汉坦病毒属[1]，RVFV 和 SFTSV 属于白蛉病毒属[1]，LACV 属于正布尼亚病毒属[5]。国内文献中出现的名词"汉滩病毒"，是依据病毒发现地对汉滩病毒种（*Hantaan virus*）的命名，而汉坦病毒属（*Hantavirus* Genus）则翻译成"汉他病毒"或"汉塔病毒"才更符合音译规律。

汉坦病毒颗粒在蔗糖密度梯度离心中的浮力密度为 $1.16 \sim 1.18$ g/cm^3，在氯化铯中为 $1.20 \sim 1.21$ g/cm^3。病毒对脂溶剂很敏感，乙醚、氯仿、丙酮、苯等都能够将其灭活，碘酒、酒精等常用消毒剂也都能够灭活此病毒。病毒在 $4 \sim 20$℃时相对稳定，56℃ 1 h、100℃ 1 min 均可灭活病毒。新生小白鼠对汉坦病毒很敏感。多种细胞系可用于汉坦病毒的分离培养，如绿猴肾细胞（Vero-E6）、人肺癌细胞（A549）、人胚肺二倍体细胞（2BS）、大白鼠肺原代细胞、地鼠肾原代细胞和鸡胚成纤维细胞等[1, 6]。SFTSV 可以在 Vero 细胞及 THP-1 细胞内复制。

布尼亚病毒基因组一般为分节段的负链 RNA，由大（large，L）、中（medium，M）、小（small，S）3 个 RNA 片段组成，分别编码 RNA 依赖的 RNA 聚合酶（RdRP）、糖蛋白 G1 和 G2 及核衣壳蛋白 N[7]。SFTSV 基因组的 L 片段编码 RdRP；M 片段编码膜蛋白前体，翻译后经宿主细胞内蛋白酶修饰形成 Gn 和 Gc 两个膜蛋白；S 片段为双义 RNA，有两个方向相反的读码框，分别编码核蛋白 N 和非结构蛋白 NSs[8]。

除了汉坦病毒属的病毒通过啮齿类和食虫类动物传播外，其他 4 个属的病毒都通过节肢动物传播。汉坦病毒导致 HFRS 和 HPS，病毒感染可损伤全身毛细血管内皮细胞和小血管，引起高热、出血和免疫功能紊乱等临床表现。HFRS 多见肾脏损害及肾小管周围肿瘤坏死因子 α、转化生长因子 β、血小板衍生因子等细胞因子表达增加，而 HPS 则多见炎症细胞浸润[1]。RVFV 主要导致牲畜死亡和流产，人感染症状较轻，少数会出严重的脑膜炎或出血热[9]。SFTSV 感染导致血小板减少，造成凝血障碍，患者以发热伴血小板减少为主要临床表现，多急性起病，部分病例伴有蛋白尿，肝脏功能损伤，以及血尿、黑便、牙龈等部位出血症状，个别重症患者发展为急性多器官衰竭而死亡，其病死率可达 $10\% \sim 15\%$[4]。LACV 主要通过伊蚊叮咬传播，是美国儿童脑炎的主要病原体之一[6]。

【形态学与超微结构】

1. 负染观察 布尼亚病毒形态呈圆形或椭圆形，且具有多形性，平均直径 $80 \sim 120$nm。病毒最外层为长 $5 \sim 10$nm 的刺突，刺突下为厚 $5 \sim 7$nm 的脂质包膜，其包绕病毒核衣壳。负染时成熟的肾综合征出血热病毒颗粒直径在 $75 \sim 210$ nm，平均为 122nm。包膜表面为由糖蛋白组成的突起，突起长度约 6nm，这些突起形成了很多规则的方形栅格状结构（图 4-5-1、图 4-5-2）。SFTSV 呈球形或卵圆形，直径为 $90 \sim 100$nm，SFTSV 也具有多形性的特征，刺突较为密集，长度均一，病毒表面未见由刺突形成明显的栅格结构（图 4-5-3）。LACV 负染时多呈球形，刺突结构清晰可见（图 4-5-4）。

2. 超薄切片观察 肾综合征出血热病毒（图 4-5-5、图 4-5-6）、SFTSV（图 4-5-20）、RVFV（图 4-5-25）、LACV（图 4-5-26）、SNV（图 4-5-27）在超薄切片上均呈规则球形。肾综合征出血热病毒感染的细胞间隙或细胞外可见大量病毒颗粒聚集（图 4-5-5），刺突、包膜结构层次清晰，包膜内有疏松的带有粗颗粒的丝状内含物，是由病毒核蛋白、RNA 聚合酶和病毒核酸组成的核衣壳[7]（图 4-5-6）。病毒颗粒可被免疫胶体金标记的抗体（图 4-5-7）或酶标记的抗体识别（图 4-5-8）。

肾综合征出血热病毒在形态发生过程中具有以下形态特征[10, 11]：

（1）形成特征性的包涵体结构。病毒复制过程中在细胞质内形成颗粒状包涵体、颗粒 - 丝状包涵体及丝状包涵体，免疫电镜标记表明上述包涵体含有病毒核蛋白成分。颗粒状包涵体多呈球形，直径 500 ～ 2000nm，由众多高电子密度的细小颗粒构成（图 4-5-9 ～图 4-5-11）。颗粒 - 丝状包涵体数量多而形态变化大，可呈球形、肾形及多形性，该类型通常较颗粒包涵体大（可长达 2500 ～ 7000nm）。颗粒 - 丝状包涵体由高电子密度的颗粒状结构和丝状结构交织构成，丝状结构往往位于包涵体的周围（图 4-5-12、图 4-5-13）。丝状包涵体出现的概率最小，但体积巨大，可贯穿整个细胞（图 4-5-14、图 4-5-15）。通常高尔基体或内质网等细胞器分布于上述三种包涵体附近。上述三种类型包涵体具有特异性，是肾综合征出血热病毒感染细胞的形态学标志。除了细胞质内的包涵体外，在细胞外也可见到体积较大的致密包涵体结构，此种包涵体电子密度甚高，其周围常常伴有成熟的病毒颗粒（图 4-5-16）。

（2）感染的细胞表面出现病毒抗原层（图 4-5-17、图 4-5-18）。抗原层具有如下特点：①由均质性电子致密组分构成，厚度约 14nm；②覆盖在感染细胞的表面，与细胞膜有明显的界限；③总是与成熟或不成熟的病毒颗粒伴随。免疫标记显示，抗原层包含病毒抗原成分。

（3）病毒颗粒周围往往伴随直径约 25nm 的高电子密度颗粒，称为伴随颗粒，其分布没有规律，有时聚集成簇，有时完全不见。此种颗粒未曾在其他病毒中见到（图 4-5-19）。

SFTSV 和 LACV 的形态发生过程与其他布尼亚病毒相似，病毒向高尔基体囊泡内出芽并逐渐成熟（图 4-5-21、图 4-5-22）。SFTSV 在复制过程中也出现颗粒状包涵体及丝状包涵体（图 4-5-23、图 4-5-24）。与汉坦病毒相比，SFTSV 的包涵体不常见，出现的概率较少，丝状包涵体甚少出现，且体积较小。

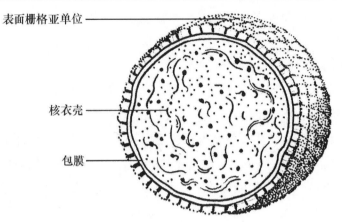

表面栅格亚单位

核衣壳

包膜

图 4-5-1　肾综合征出血热病毒结构示意图

引自：洪涛．流行性出血热图谱．北京：科学出版社．1988

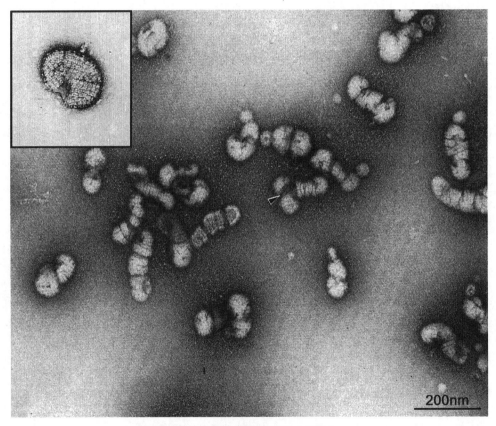

图 4-5-2　汉滩病毒的形态（负染）

病毒呈多形性，病毒表面有栅格状结构（插图示），三角示病毒颗粒断裂处形成的缝隙。引自：洪涛．流行性出血热图谱．北京：科学出版社．1988（略有改动）

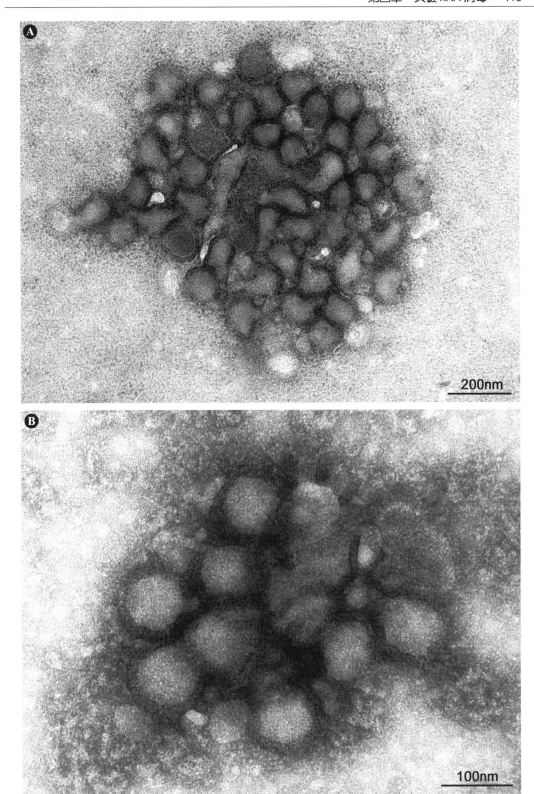

图 4-5-3　SFTSV 的形态（负染）
A. 病毒颗粒形态、大小多变，呈多形性（低倍放大）；B. 病毒包膜和刺突清晰可见（高倍放大）

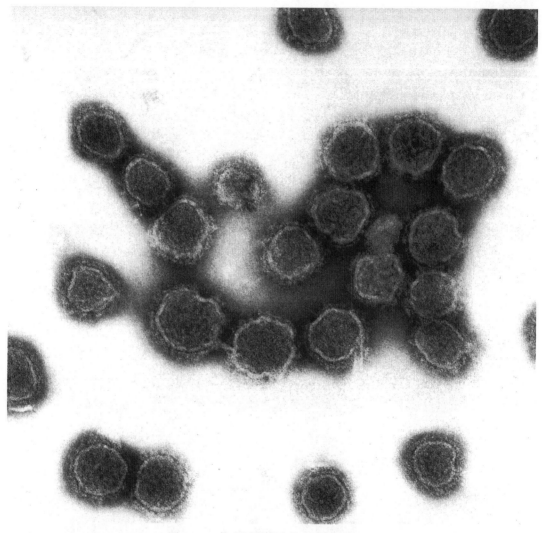

图 4-5-4　拉克罗斯病毒的形态（负染）

病毒颗粒呈圆形，大小不等，其表面可见短小的刺突结构，病毒颗粒被染色剂穿透而呈高电子密度。本图由美国得克萨斯大学 Frederick A. Murphy 教授提供并惠允使用

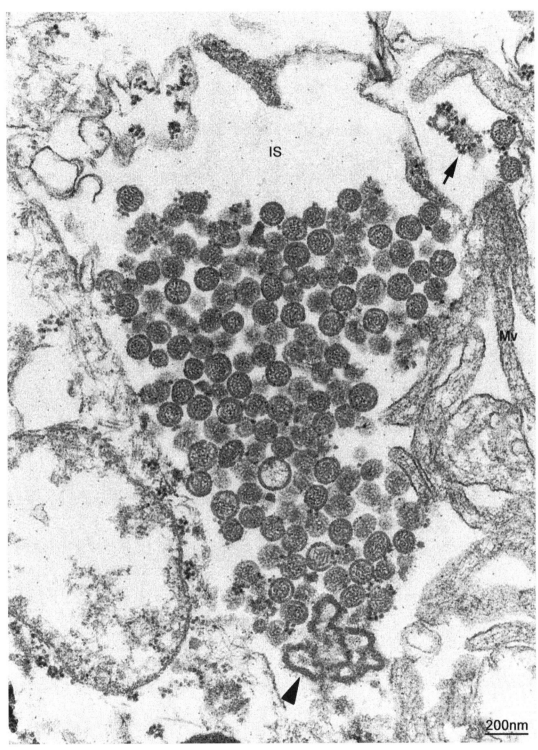

图 4-5-5　细胞间隙内的大量肾综合征出血热病毒颗粒（Vero-E6 细胞超薄切片）
病毒颗粒的双层膜结构清晰可辨，病毒颗粒内部的核糖核蛋白呈卷曲状或细砂粒状，可见空心状病毒颗粒。箭头示病毒伴随颗粒，三角示病毒抗原层。IS. 细胞间隙；Mv. 微绒毛

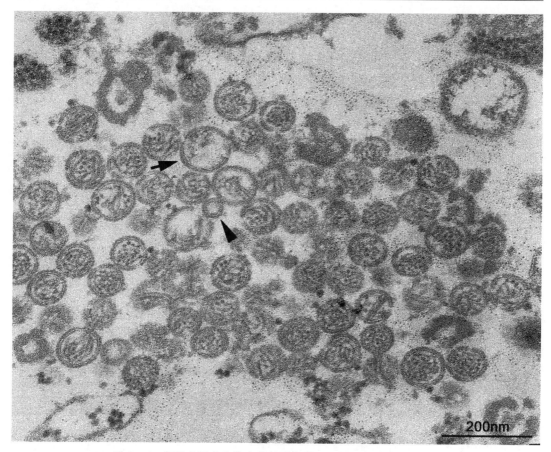

图 4-5-6　肾综合征出血热病毒的形态（Vero-E6 细胞超薄切片）

病毒颗粒大小不一，可见大而空瘪的颗粒（箭头示）、小而中空的颗粒（三角示）及中等大小具有内容物的病毒颗粒。病毒刺突、
双层脂质膜、核衣壳等结构清晰可见。病毒核衣壳呈点状、丝线状、螺旋状

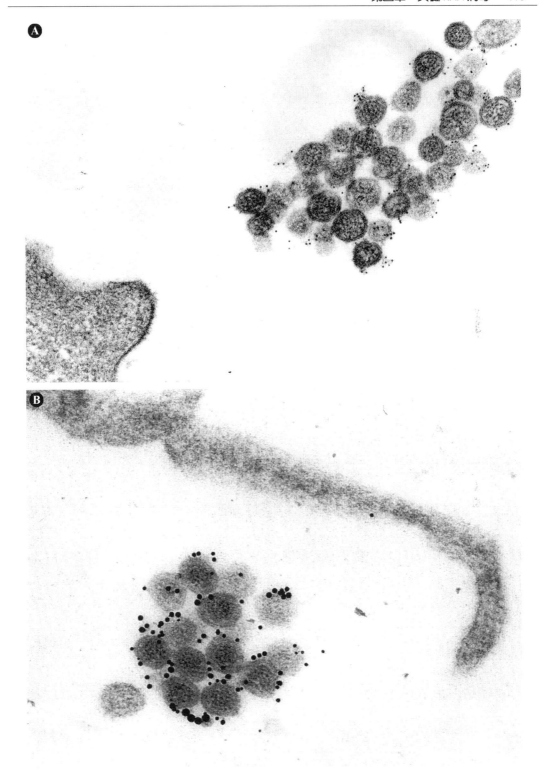

图 4-5-7 胶体金颗粒标记的肾综合征出血热病毒（Vero-E6 细胞切片）
病毒感染的细胞先与患者恢复期血清反应，再与葡萄球菌蛋白 A 结合的胶体金作用。可见病毒颗粒表面特异性地结合了大量
高电子密度的胶体金颗粒。A. 低倍放大；B. 高倍放大。引自：洪涛. 流行性出血热图谱. 北京：科学出版社. 1988

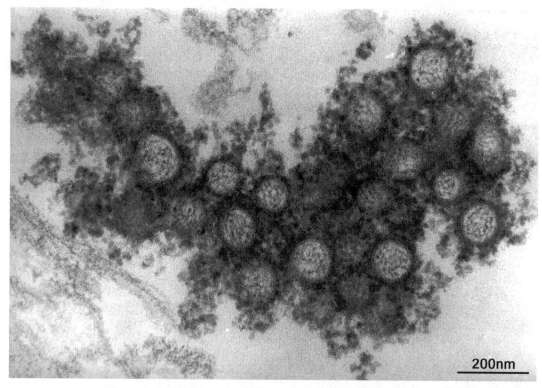

图 4-5-8　免疫酶标记的肾综合征出血热病毒（Vero-E6 细胞切片）

病毒颗粒被酶标记，呈高电子密度，包膜及核衣壳仍可辨识。引自：洪涛．流行性出血热图谱．北京：科学出版社．1988

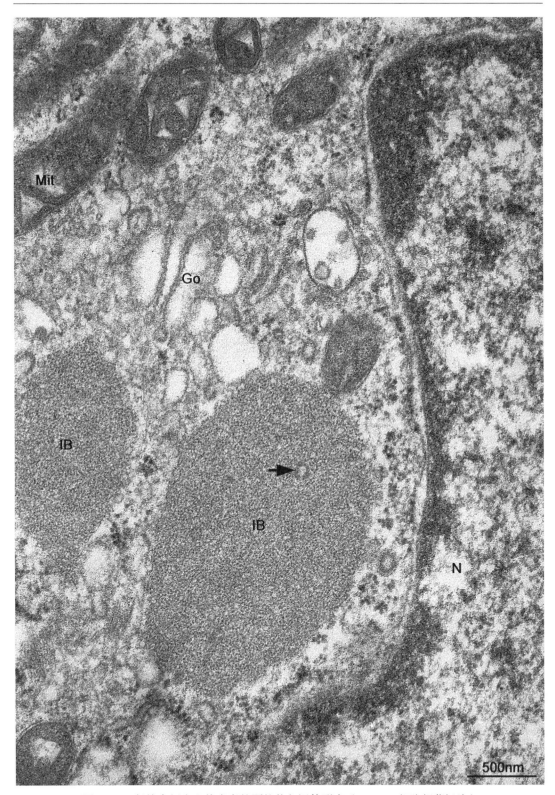

图 4-5-9　肾综合征出血热病毒的颗粒状包涵体形态（Vero-E6 细胞超薄切片）
包涵体位于细胞质内，靠近细胞核，由高电子密度细小颗粒聚集而成，其内部可见病毒样颗粒（箭头示）。高尔基体、线粒体及游离核糖体环绕其周围。IB. 包涵体；Go. 高尔基体；Mit. 线粒体；N. 细胞核

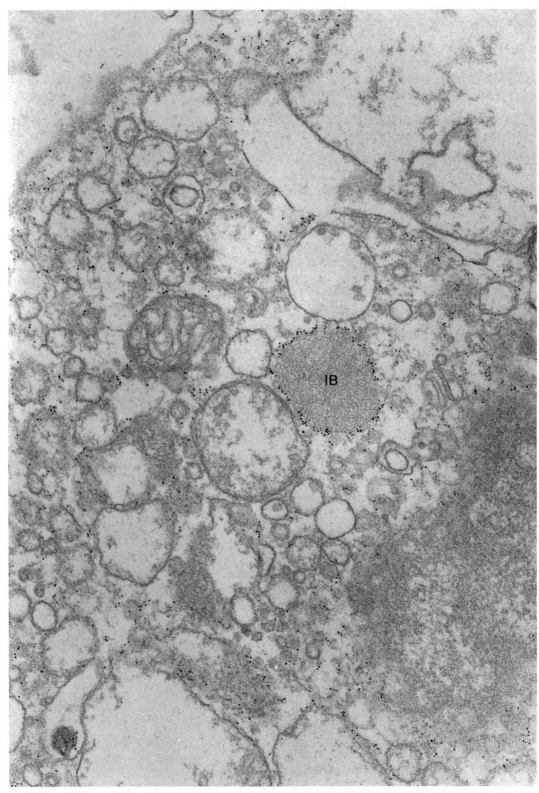

图 4-5-10　免疫胶体金颗粒标记的肾综合征出血热病毒颗粒状包涵体（Vero-E6 细胞超薄切片）
可见包涵体周围被免疫胶体金颗粒标记、包绕。IB. 包涵体

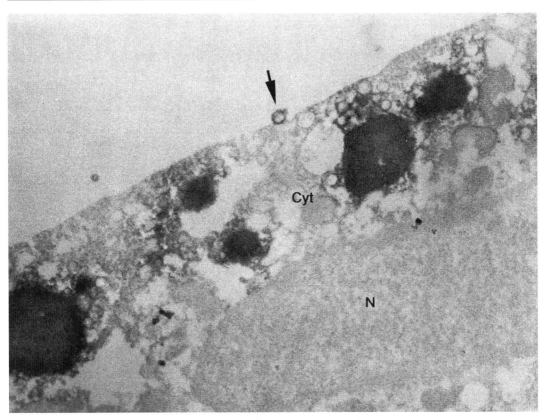

图 4-5-11　免疫酶标记的肾综合征出血热病毒颗粒包涵体（Vero-E6 细胞切片）

包涵体因被酶标记而呈高电子密度。箭头示细胞表面被酶标记的病毒颗粒。切片未经铀、铅常规染色，细胞结构不清晰。N.
细胞核；Cyt. 细胞质。引自：洪涛 . 流行性出血热图谱 . 北京：科学出版社 . 1988（略有改动）

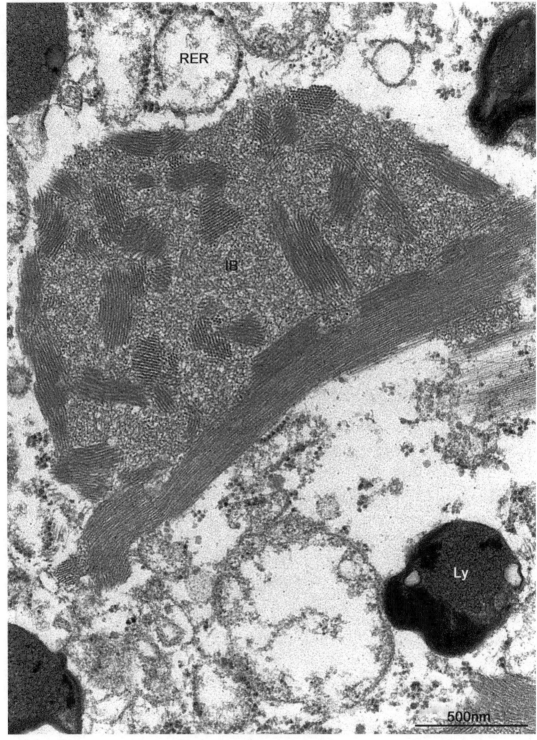

图 4-5-12　肾综合征出血热病毒的颗粒 – 丝状包涵体形态（Vero-E6 细胞超薄切片）
包涵体位于细胞质内，由颗粒状及丝状结构构成。IB. 包涵体；Ly. 溶酶体

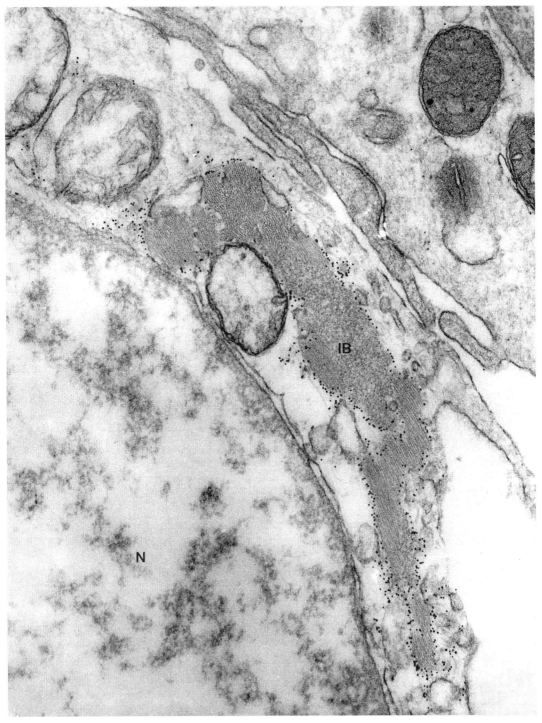

图 4-5-13　免疫胶体金颗粒标记肾综合征出血热病毒的颗粒－丝状包涵体（Vero-E6 细胞超薄切片）
可见包涵体周围被免疫胶体金颗粒标记、包绕。N. 细胞核；IB. 包涵体

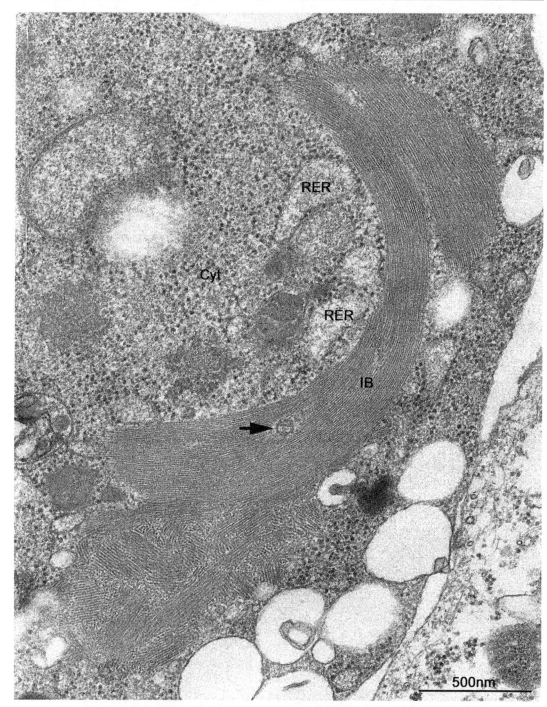

图 4-5-14　肾综合征出血热病毒的丝状包涵体形态（Vero-E6 细胞超薄切片）
包涵体位于细胞质内，由直径均一的细丝状结构聚集而成，细丝呈平行排列或方向不定。包涵体内可见不成熟的病毒样颗粒（箭头示）。线粒体及粗面内质网位于其附近，细胞质内出现大的囊泡状结。IB. 包涵体；Cyt. 细胞质；RER. 粗面内质网。引自：
洪涛 . 流行性出血热图谱 . 北京：科学出版社 . 1988（略有改动）

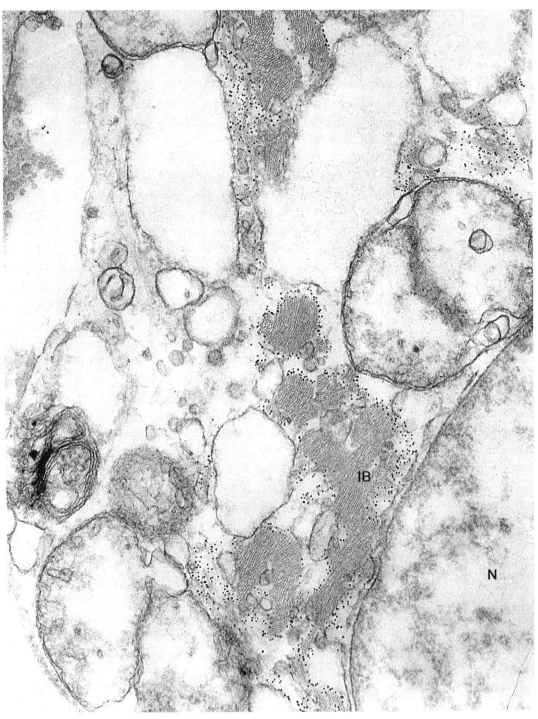

图 4-5-15　免疫胶体金颗粒标记肾综合征出血热病毒的丝状包涵体（Vero-E6 细胞超薄切片）

可见包涵体周围被免疫胶体金颗粒标记、包绕。N. 细胞核；IB. 包涵体

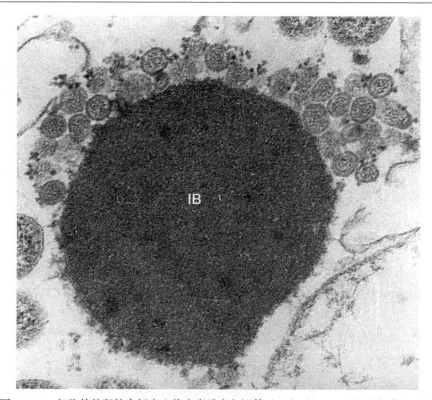

图 4-5-16　细胞外的肾综合征出血热病毒致密包涵体（IB）（Vero-E6 细胞超薄切片）

包涵体位于细胞外，呈较高电子密度，周围包绕大量病毒颗粒

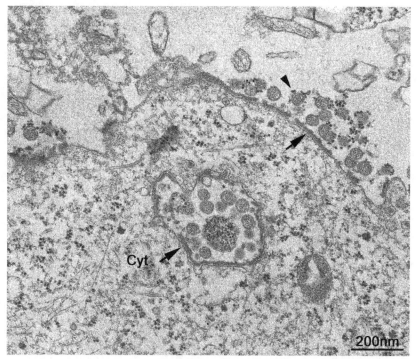

图 4-5-17　肾综合征出血热病毒相关抗原层（Vero-E6 细胞超薄切片）

抗原层位于细胞膜表面或细胞质内的腔室表面（箭头示），抗原层呈高电子密度，厚度大致均一，与细胞膜间存在间隙，有
成熟的病毒颗粒相伴（三角示），可见微丝、核糖体增生。Cyt. 细胞质

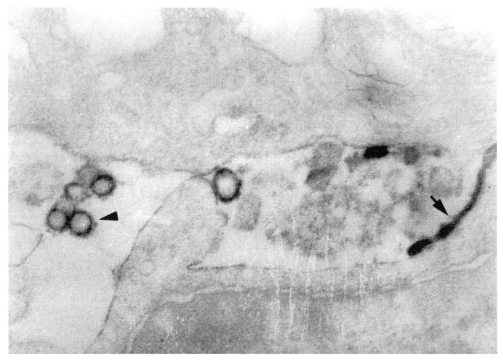

图 4-5-18　酶标记肾综合征出血热病毒的抗原层（箭头示）（Vero-E6 细胞超薄切片）

箭头示细胞膜表面抗原层，三角示酶标记的病毒颗粒。切片未经铀、铅常规染色，细胞结构不清晰。引自：洪涛．流行性出

血热图谱．北京：科学出版社．1988（略有改动）

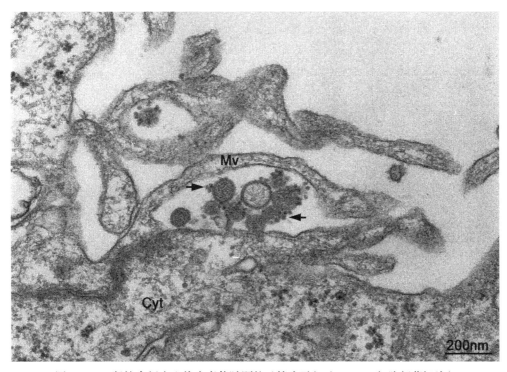

图 4-5-19　肾综合征出血热病毒伴随颗粒（箭头示）（Vero-E6 细胞超薄切片）

病毒伴随颗粒呈高电子密度，数量不定，多位于成熟病毒颗粒周围。Mv. 微绒毛；Cyt. 细胞质

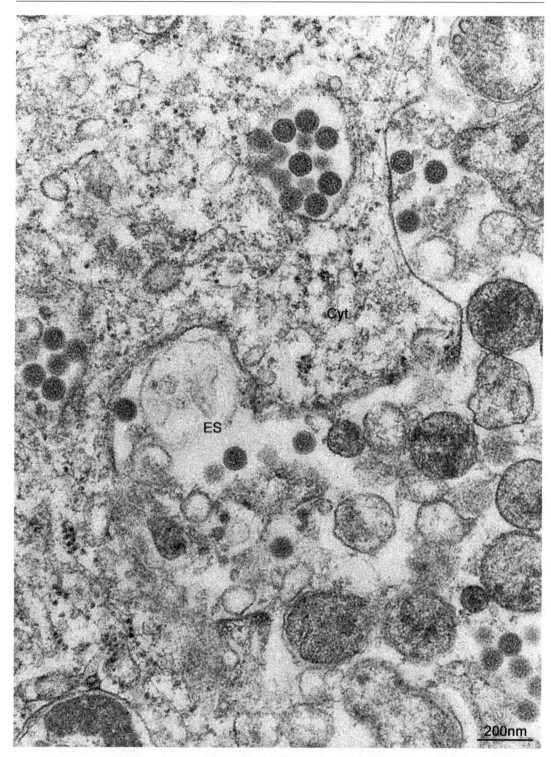

图 4-5-20　SFTSV 在细胞内的形态（Vero 细胞超薄切片）

病毒颗粒呈大小均一的球形，分布在细胞外间隙（ES）或聚积于细胞质的囊泡内。Cyt. 细胞质；ES. 细胞外间隙

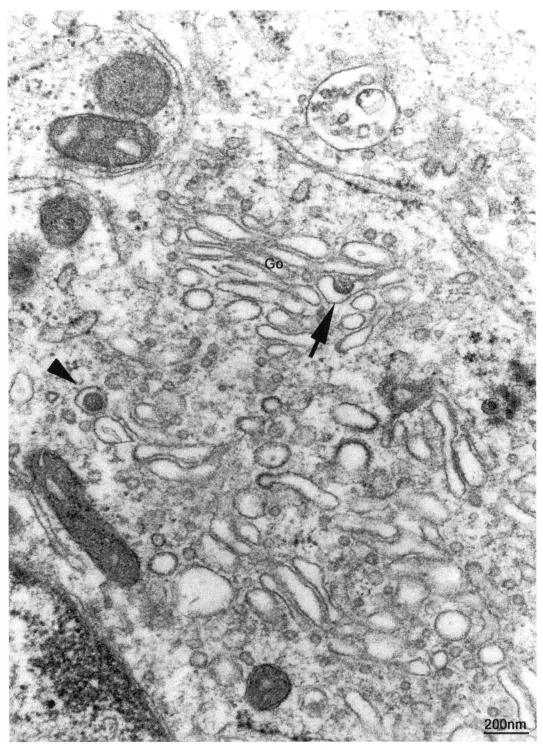

图 4-5-21　SFTSV 向高尔基体内出芽（箭头示）（Vero 细胞超薄切片）
三角示高尔基体囊泡内的病毒颗粒。Go. 高尔基体

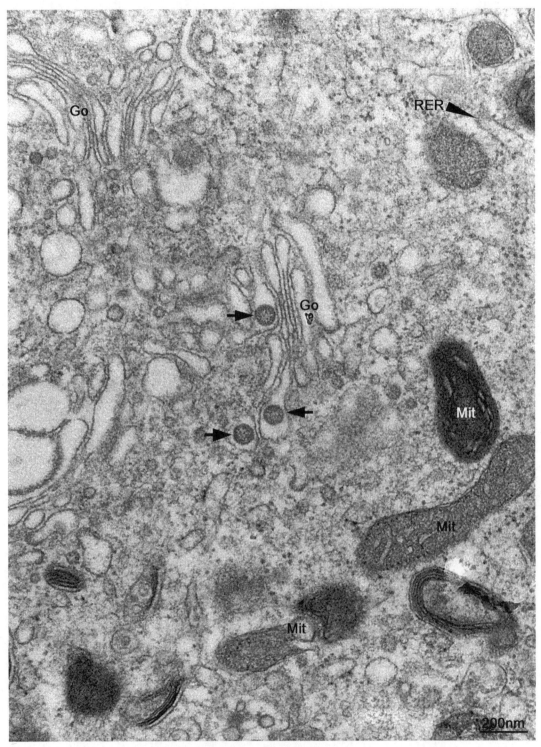

图 4-5-22　高尔基体囊泡内的 SFTSV 病毒颗粒（箭头示）（Vero 细胞超薄切片）

Go. 高尔基体；Mit. 线粒体；RER. 粗面内质网

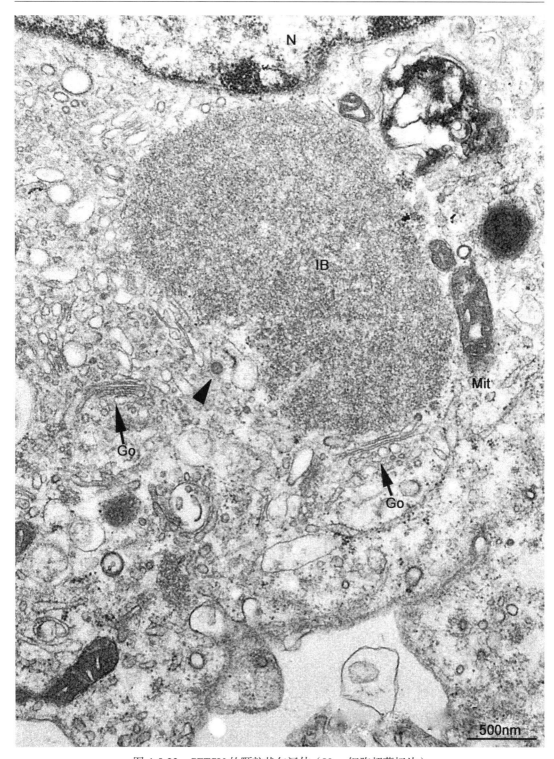

图 4-5-23　SFTSV 的颗粒状包涵体（Vero 细胞超薄切片）

包涵体位于细胞核附近，其周围有病毒颗粒存在（三角示），线粒体、高尔基体等细胞器包绕包涵体。IB. 包涵体；Go. 高尔基体；Mit. 线粒体；N. 细胞核

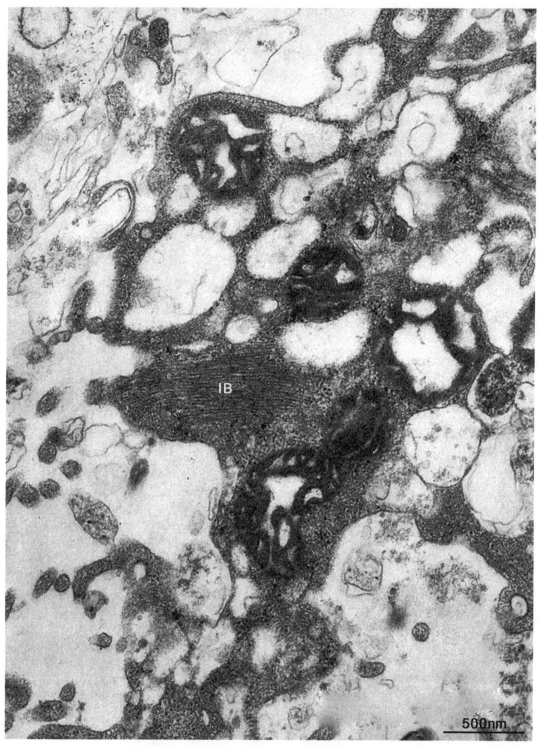

图 4-5-24 SFTSV 的丝状包涵体（Vero 细胞超薄切片）

包涵体位于细胞质内，由直径均一、长度不等的丝状结构构成。IB. 包涵体

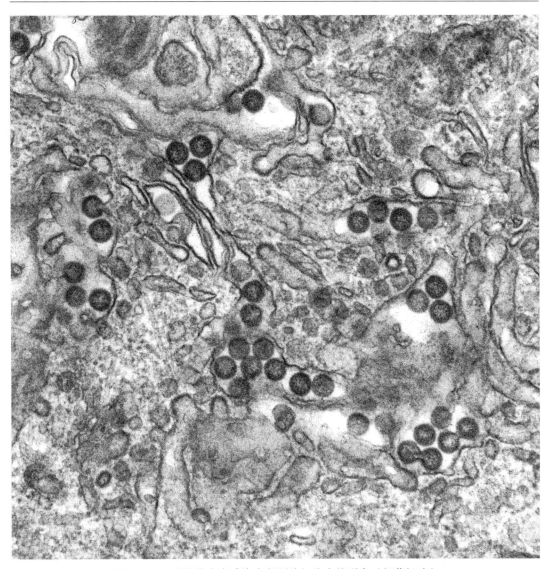

图 4-5-25 裂谷热病毒感染大鼠肝脏细胞内的形态（超薄切片）

病毒颗粒呈形态均一的球形，出芽进入高尔基体腔内。本图由美国得克萨斯大学 Frederick A. Murphy 教授提供并惠允使用

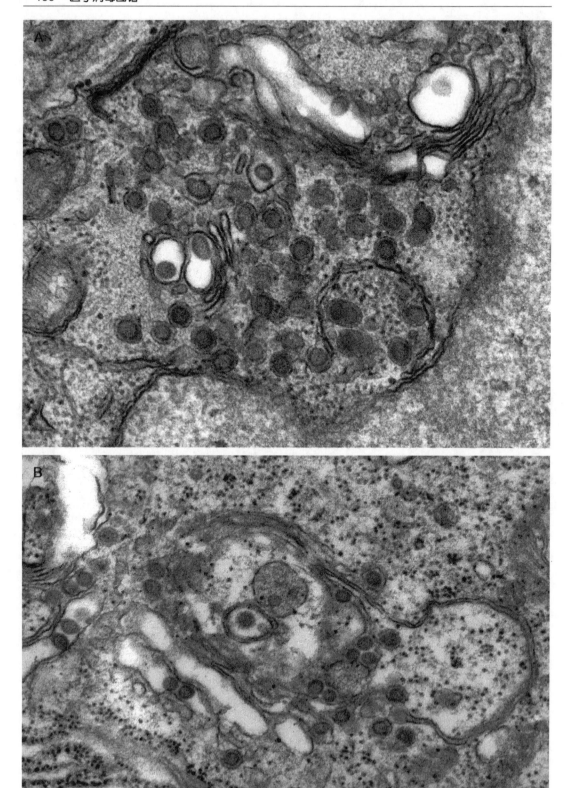

图 4-5-26　拉克罗斯病毒在鼠脑中的形态（超薄切片）
病毒颗粒位于高尔基体囊泡及细胞质的囊泡结构中。本图由美国得克萨斯大学 Frederick A. Murphy 教授提供并惠允使用

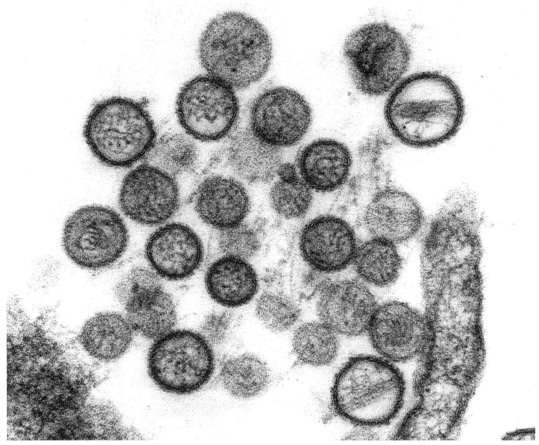

图 4-5-27　辛诺柏病毒在细胞内的形态（Vero-E6 细胞超薄切片）
病毒颗粒位于细胞外，呈球形，刺突短小，病毒核心可见絮状核衣壳结构。本图由美国疾病预防控制中心 Cynthia Goldsmith
提供并惠允使用

【主要参考文献】

［1］Elliott RM，Schmaljohn CS. *Bunyaviridae*. In: Knipe DM，Howley PM，eds. Fields Virology. 6th ed. Philadelphia: Lippincott Williams & Wilkins. 2013.

［2］Hung T，Xia SM，Song G，et al. Viruses of classical and mild forms of haemorrhagic fever with renal syndrome isolated in China have similar bunyavirus-like morphology. Lancet，1983，1:589-591.

［3］Hung T，Zhou JY，Tang YM，et al. Identification of Hantaan virus-related structures in kidneys of cadavers with haemorrhagic fever with renal syndrome. Arch Virol，1992，122:187-199.

［4］Nichol ST，Spiropoulou CF，Morzunov S，et al. Genetic identification of a hantavirusassociated with an outbreak of acute respiratory illness. Science，1993，262（5135）:914-917.

［5］Gerhardt RR，Gottfried KL，Apperson CS，et al. First isolation of La Crosse virus from naturally infected Aedesalbopictus. Emerg Infect Dis，2001，7（5）:807-811.

［6］Yu XJ，Liang MF，Zhang SY，et al. Fever with thrombocytopenia associated with a novel bunyavirus in China. N Engl J Med，2011，364:1523-1532.

［7］金奇 . 医学分子病毒学 . 北京：科学出版社 . 2001: 510-539.

［8］李德新 . 发热伴血小板减少综合征布尼亚病毒概述 . 中华实验和临床病毒学杂志，2011，25（2）:81-84.

[9] Mansfield KL, Banyard AC, McElhinney L, et al. Rift Valley fever virus: a review of diagnosis and vaccination, andimplications for emergence in Europe. Vaccine, 2015, 33（42）:5520-5531.

[10] Hung T. Atlas of Hemorrhagic Fever with Renal Syndrome. Beijing: Science Press. 1988.

[11] Hung T, Xia SM, Chou ZY, et al. Morphology and morphogenesis of viruses of hemorrhagic fever with renal syndrome-Ⅱ. Inclusion bodies-ultrastructural markers of hantavirus infected cells. Intervirol. 1987, 27:45-52.

第六节　沙粒病毒科（*Arenaviridae*）

Arena 是拉丁文"沙粒"之意。1933 年，人们在研究美国圣·路易斯（St. Louis）流行性脑炎样本的过程中，分离到第一种沙粒病毒——淋巴细胞脉络丛脑膜炎病毒（lymphocytic choriomeningitis virus, LCMV）[1]。随后，LCMV 很快被认为是无菌性脑膜炎的一种病原，也是鼠群慢性感染的一种病原。2015 年张永振等从啮齿动物中分离获得了一种新的沙粒病毒——温州病毒（*Wenzhou virus*, VENV）[2]。

【基本特征】

沙粒病毒科（*Arenaviridae*）只有一个属，即沙粒病毒属（*Arenavirus*）。国际病毒分类委员会（ICTV）认定沙粒病毒属至少包括 24 个种，其中已知对人类致病的至少有 7 种，分别是 LCMV、拉沙热病毒（*Lassa virus*, LASV）、胡宁病毒（*Junin virus*, JUNV）、马邱波病毒（*Machupo virus*, MACV）、瓜纳里托病毒（*Guanarito virus*, GTOV）、沙比亚病毒（*Sabia virus*, SABV）和白水阿罗约病毒（*Whitewater Arroyo virus*, WWAV）[1, 3]。

沙粒病毒容易被热（56℃）、紫外线、γ 射线、中性红、酸（pH5.5 以下）、碱（pH8.5 以上）、脂溶剂及去氧胆酸盐等灭活[4]。0.1% ～ 0.15% 的 β - 丙烯内酯可以完全灭活沙粒病毒，但是能够保留其抗原性。可用非洲绿猴肾细胞（Vero-E6）或地鼠肾细胞（BHK-21）分离和扩增沙粒病毒。

沙粒病毒基因组由两股单负链 RNA 组成，大节段称为 L RNA（约 7.2 kb），小节段称为 S RNA（约 3.5 kb）[1]。不同沙粒病毒个体中，L 和 S 的长度有变异，但是基因组的整体构成具有保守性。沙粒病毒基因组的每一个节段分别采用双向编码的策略来指导两个相反方向的多肽合成，中间被一种呈稳定的发夹结构的非编码区所分隔[1]。S RNA 编码病毒糖蛋白前体（GPC, 75 kDa）与核蛋白（NP, 63 kDa）；L RNA 编码 RNA 依赖的 RNA 聚合酶（RdRp）或 L 聚合酶（200 kDa）及小的 "RING finger" 蛋白 Z[1]。

鼠感染沙粒病毒后，可长期携带和排出病毒，排出的病毒可以污染水源和食物或形成气溶胶传播给人。病毒侵入后，在淋巴样组织增殖，产生病毒血症，然后引起出血和血管通透性增加。受损害的器官有肝、肾、心、肺、皮肤、脑和单核 - 吞噬细胞系统。

【形态学与超微结构】

沙粒病毒具有包膜，呈球形或多形性，直径 50 ～ 300nm，在包膜上遍布长约 10nm 的棒状刺突（图 4-6-1）。在切片上，沙粒病毒内部因含有核糖体而呈现高电子密度的沙粒状（图 4-6-2 ～图 4-6-6），沙粒病毒也因此得名，是沙粒病毒形态鉴定的重要依据。沙粒病毒可在细胞膜表面出芽，细胞外成熟病毒颗粒多呈球形，但也具多形性（图 4-6-3）。病毒出芽处的细胞膜变化明显，表现为细胞膜内侧聚集核糖体而呈高电子密度的沙粒状（图 4-6-4）。

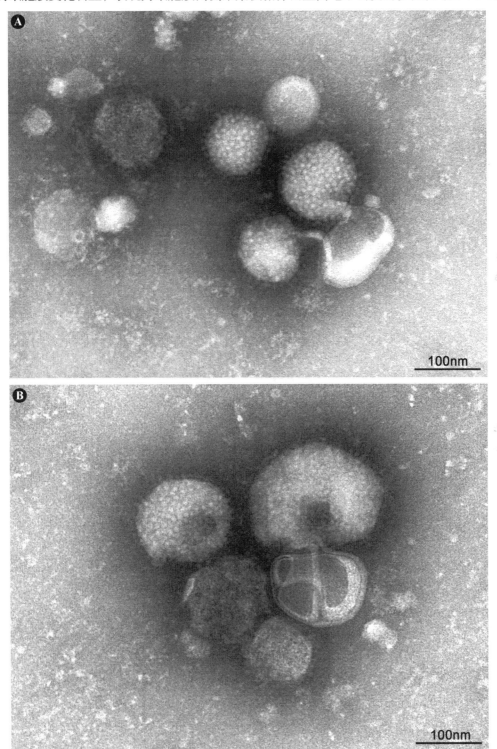

图 4-6-1　温州病毒的形态（负染）

病毒颗粒呈多形性，形状、大小不一，其表面可见清晰的刺突结构，有时病毒颗粒与膜性结构相连

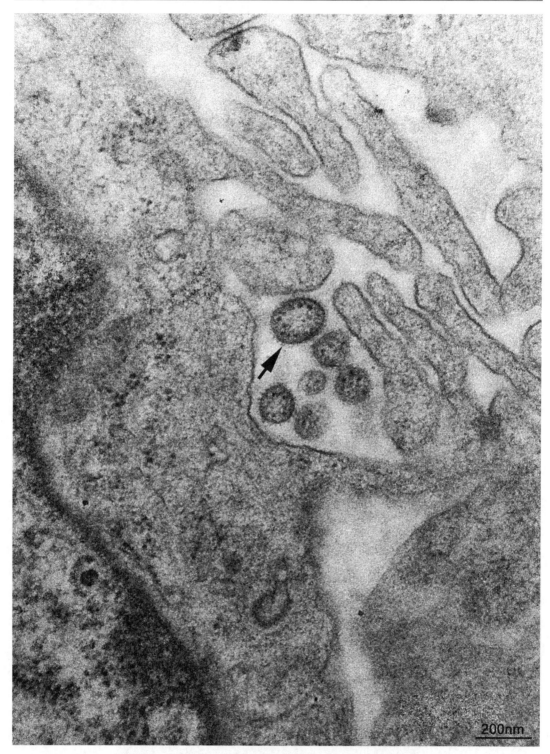

图 4-6-2　细胞外的温州病毒颗粒形态（DH28 细胞超薄切片）

病毒颗粒大小不一，刺突及病毒内部沙粒状结构清晰可辨（箭头示）

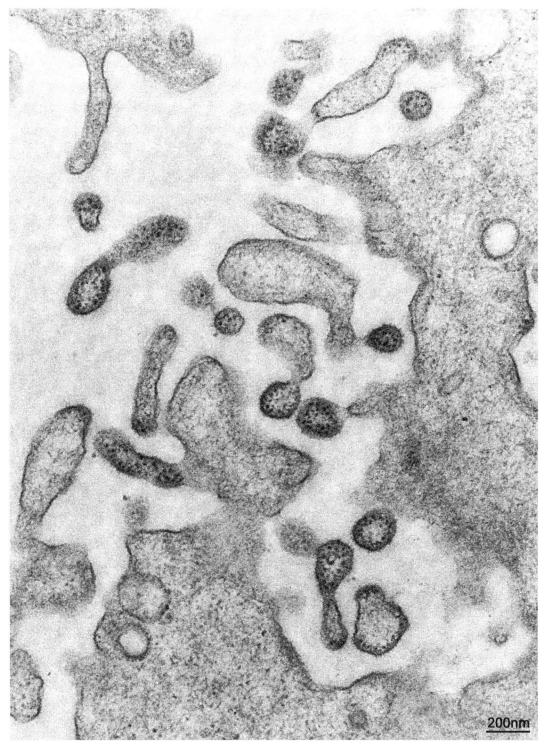

图 4-6-3　细胞外的温州病毒颗粒（DH28 细胞超薄切片）
病毒呈多形性，病毒颗粒呈高电子密度，其内可见呈高电子密度的沙粒状结构

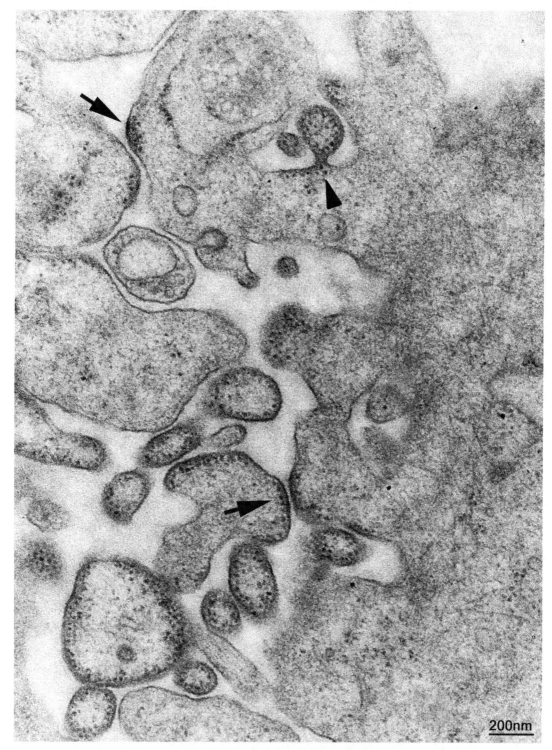

图 4-6-4　温州病毒的细胞内形态（DH28 细胞超薄切片）

箭头示病毒出芽处呈高电子密度，沙粒状成分聚集于细胞膜的胞质侧。三角示即将出芽完毕的病毒颗粒

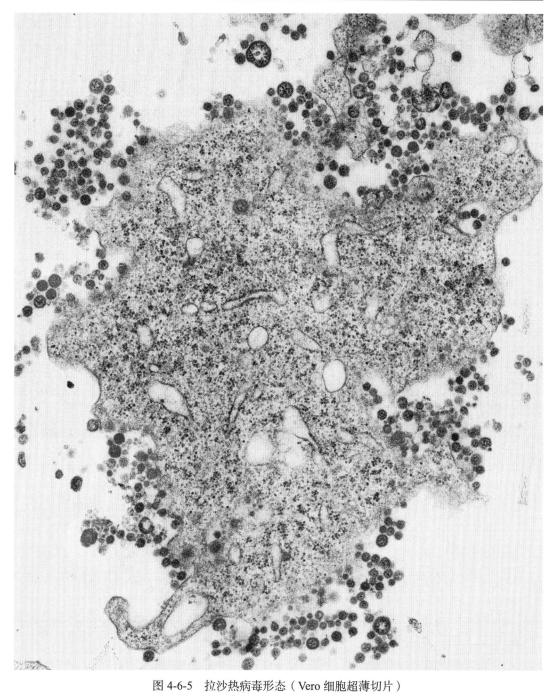

图 4-6-5　拉沙热病毒形态（Vero 细胞超薄切片）

大量病毒颗粒分布于细胞表面，病毒颗粒呈高电子密度，病毒呈多形性且大小变化较大。本图由美国得克萨斯大学 Frederick A. Murphy 教授提供并惠允使用

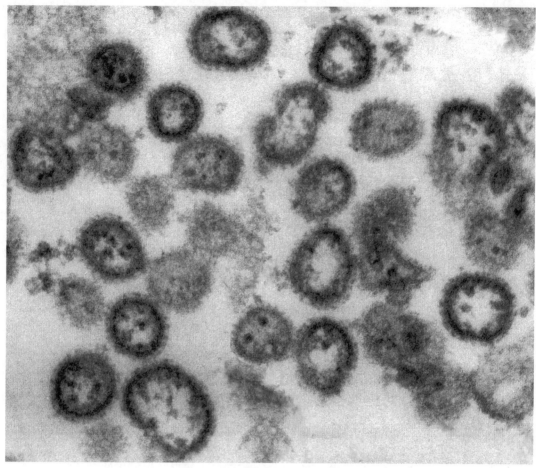

图 4-6-6　细胞外的拉沙热病毒形态（Vero 细胞超薄切片）

病毒颗粒呈多形性，刺突及病毒内部的沙粒状结构清晰可见。本图由美国得克萨斯大学 Frederick A. Murphy 教授提供并惠允使用

【主要参考文献】

［1］Buchmeier MJ，de la Torre JC，Peters CJ. *Arenaviridae*. In: Knipe DM，Howley PM，eds. Fields Virology. 6th ed. Philadelphia：Lippincott Williams & Wilkins. 2013: 1283-1303.

［2］Li K，Lin XD，Wang W，et al. Isolation and characterization of a novel arenavirus harbored by Rodents and Shrews in Zhejiang province，China. Virology，2015，476:37-42.

［3］Botten J，Whitton JL，Barrowman P，et al. A multivalent vaccination strategy for the prevention of Old World arenavirus infection in humans. J Virol，2010，84: 9947-9956.

［4］Mitchell SW，McCormick JB. Physicochemical inactivation of Lassa，Ebola，and Marburg viruses and effect on clinical laboratory analyses. J Clin Microbiol，1984，20（3）:486-489.

第五章 正链 RNA 病毒

第一节 披膜病毒科（*Togaviridae*）

披膜病毒科的多个成员和人类健康密切相关。风疹病毒（Rubella virus，RUBV）引起的病症 1752 年首先由德国医生 De Bergen 描述，曾一度认为是麻疹的变型，被称为"德国麻疹"，1938 年才证明是由风疹病毒引起[1,2]。20 世纪 30 年代，分离出第一种甲病毒——西方马脑炎病毒（*Western equine encephalitis virus*，WEEV）。此后 10 年内先后分离出东方马脑炎病毒（*Eastern equine encephalitis virus*，EEEV）和委内瑞拉马脑炎病毒（*Venezuelan equine encephalitis virus*，VEEV）。20 世纪 50 ～ 60 年代，又从蚊子和患者体内分离出甲病毒属的基孔肯雅病毒（*Chikungunya virus*，CHIKV）、罗斯河病毒（*Ross River virus*，RRV）和辛德比斯病毒（*Sendbis virus*，SINV）[1]。

【基本特征】

披膜病毒科包括甲病毒属（*Alphavirus*）和风疹病毒属（*Rubivirus*）两个属。甲病毒可以在节肢动物和脊椎动物细胞内复制[1,3]，可感染人的主要有 SINV、EEEV、WEEV、VEEV、CHIIKV、RRV、萨姆立基森林脑炎病毒（*Semliki Forest virus*，SFV）、盖塔病毒（*Getah virus*）等。风疹病毒是风疹病毒属唯一的成员，人类是其唯一宿主[3]。

甲病毒和风疹病毒在蔗糖内的浮力密度分别为 1.18 ～ 1.19 g/cm³ 和 1.17 ～ 1.2g/cm³。作为有包膜的 RNA 病毒，披膜病毒在外环境中很不稳定，脂溶剂醚、氯仿及消毒剂如次氯酸、70% 乙醇和多聚甲醛等均可使其失去活性，射线照射也可降低病毒感染性。甲病毒在 pH7 ～ 8 稳定，在 37℃的半衰期约为 7 h，大多数甲病毒在 58℃迅速灭活。风疹病毒对热敏感，在 56℃时可以灭活病毒，37℃时活性被抑制，在 4℃病毒不稳定而易失去感染性，在 -60℃～ -70℃则相对稳定[4]。许多甲病毒可用原代鸡胚细胞（CEF）和人宫颈癌细胞（HeLa）、人胚肺成纤维细胞（MRC5）、乳仓鼠肾细胞（BHK）、非洲绿猴肾细胞（Vero）、小鼠成纤维与成神经细胞瘤细胞等多种传代哺乳动物细胞系进行分离和繁殖。通常感染后 4 ～ 6h 即可检测到子代病毒，感染引起广泛的细胞病变（CPE），感染细胞在 24 ～ 48h 内死亡。蚊细胞系也支持甲病毒复制，但常无 CPE。风疹病毒的分离培养可利用原代人胚肾、乳兔肾细胞及绿猴肾细胞系（Vero）和幼地鼠肾细胞（BHK-21）等传代细胞系。

披膜病毒基因组为线状单股正链 RNA，甲病毒的基因组大小约为 11 700 个核苷酸，风疹病毒的基因组大小约为 9800 个核苷酸。病毒基因组 5′ 端 2/3 为非结构蛋白（nsPs）

区，3′端 1/3 为结构蛋白区，两区之间有连接区。甲病毒的非结构蛋白编码区翻译产生多聚蛋白，可被蛋白酶进一步裂解为 nsP1 ～ 4。结构蛋白编码区翻译产生多聚蛋白，经蛋白酶加工产生各种病毒结构蛋白，包括 E1、E2、E3、C 及 6K 蛋白。风疹病毒的非结构蛋白和结构蛋白也是以多聚体形式被翻译，然后被蛋白酶裂解为成熟蛋白，包括非结构蛋白 p150、p90，结构蛋白 E1、E2、C。E1 和 E2 蛋白是病毒包膜糖蛋白，一起构成病毒表面的刺突，C 蛋白是核衣壳蛋白。

　　甲病毒属已发现约 40 种病毒，大多数甲病毒属成员由节肢动物（主要为蚊）传播，只有部分甲病毒对人和动物有致病性。所致疾病可分为两类：一类引起人类以发热、皮疹和关节疼痛（关节炎）为临床特征的疾病，如 SINV 的 Ockelbo 亚型、CHIKV、RRV、玛雅罗病毒（MAYV）等，通常无生命危险；另一类可引起脑炎，如 EEEV、WEEV、VEEV 能引起人的致死性脑炎，但感染者中只有少部分人出现脑炎临床症状。人是风疹病毒唯一的自然宿主，风疹患者是唯一的病毒传染源，风疹病毒主要通过气溶胶传播，也可通过胎盘垂直传播。大多数情况下，婴幼儿和成年人风疹病毒感染为一过性和亚临床感染。出现临床症状的患者 95% 以上表现为出疹、发热和淋巴结肿大等症状，仅有少数被感染者会发生较严重的并发症。风疹病毒感染孕妇后，可通过胎盘屏障感染胎儿，导致器官发育畸形 [5]。

【形态学与超微结构】

1. 负染观察　披膜病毒呈球形，直径 60 ～ 70nm，具有双层脂质包膜，包膜上有刺突，刺突长 5 ～ 6nm，因其结构比较短小，通常不易清晰辨别 [6]（图 5-1-1）。核衣壳直径 30 ～ 40nm，呈二十面体立体对称，由 240 个壳粒组成，被包膜包绕，其内部为基因组。尽管病毒大小有所变化，但不存在如正黏病毒科那样的多形性。

2. 超薄切片观察　披膜病毒多为球形，呈高电子密度，通常病毒的包膜及刺突结构不甚清晰（图 5-1-2 ～图 5-1-5）。披膜病毒感染的宿主细胞可导致明显的超微病理变化，表现为细胞质内出现大量囊泡结构，囊泡内可见病毒颗粒（图 5-1-6、图 5-1-7）。病毒颗粒也可在细胞质内聚集呈包涵体状（图 5-1-8）。病毒可在细胞表面出芽、释放 [7]（图 5-1-9、图 5-1-10）。

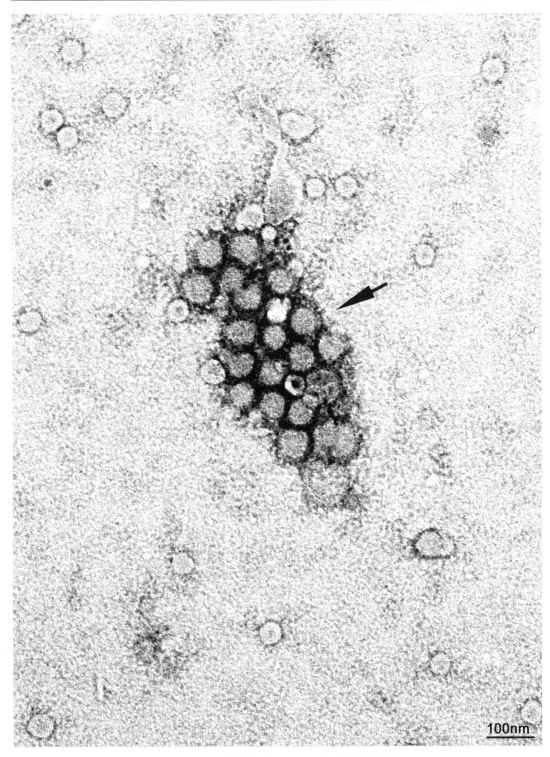

图 5-1-1 盖塔病毒 (*Getah virus*) 形态 (负染)
病毒颗粒呈球形, 大小不一, 刺突不甚清晰 (箭头示)

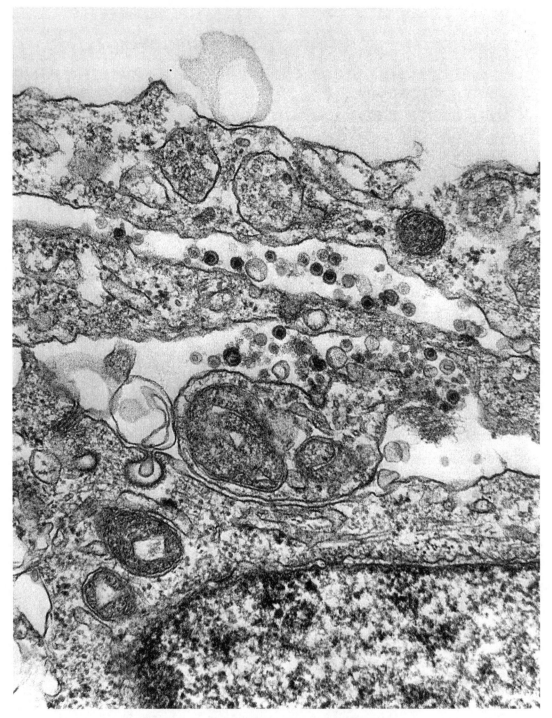

图 5-1-2　风疹病毒形态（Vero 细胞超薄切片）

细胞间隙内大量病毒颗粒，病毒颗粒具有脂质包膜，病毒核心呈高电子密度，包膜和核心间有明显的间隙，刺突难以分辨。

本图由美国耶鲁大学 Caroline K. Y. Fong 博士提供并惠允使用

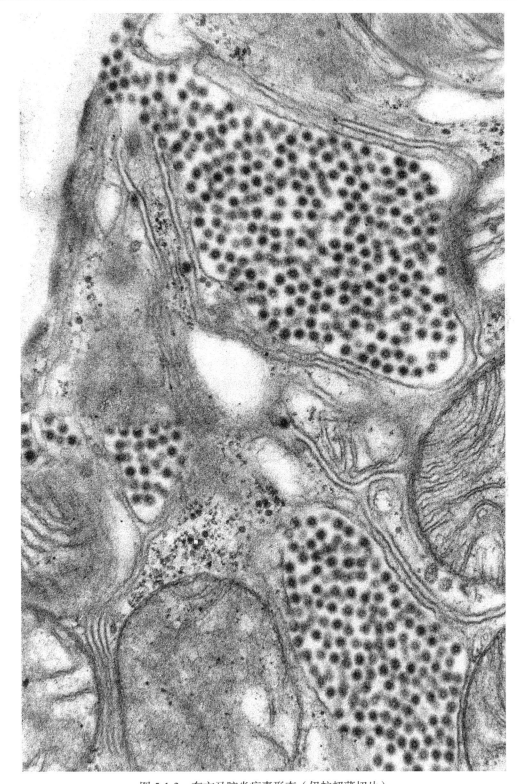

图 5-1-3　东方马脑炎病毒形态（伊蚊超薄切片）

图示伊蚊唾液腺内满布直径约 60nm 的病毒颗粒，伊蚊可通过叮咬将病毒颗粒从唾液腺注入宿主体内。本图由美国得克萨斯大学 Frederick A. Murphy 教授提供并惠允使用

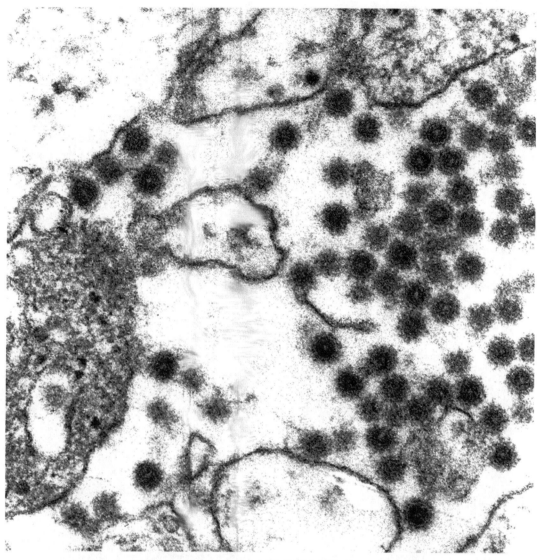

图 5-1-4　积聚于细胞间隙内的东方马脑炎病毒颗粒（Vero 细胞超薄切片）
病毒包膜结构清晰可见，病毒刺突包绕病毒，但仅见不甚清晰的刺突形成的轮廓。本图由美国得克萨斯大学 Frederick A. Murphy 教授提供并惠允使用

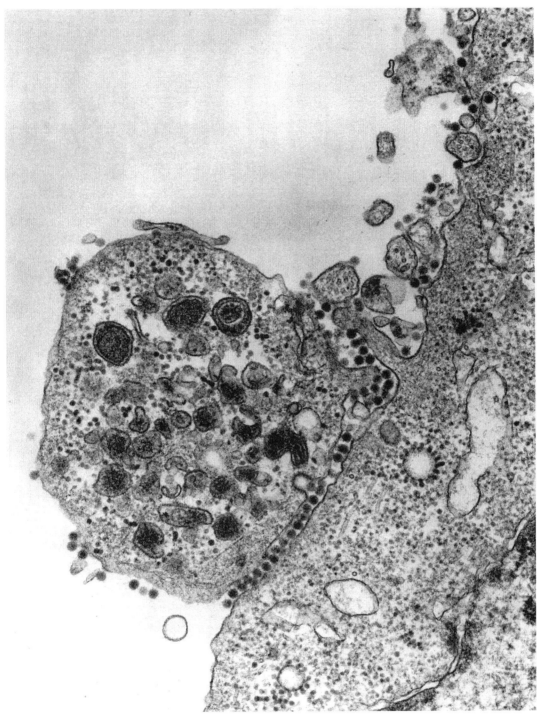

图 5-1-5 位于细胞表面的辛德毕斯病毒（Vero 细胞超薄切片）
病毒颗粒分布于细胞表面，呈高电子密度，大小基本均一。本图由美国耶鲁大学 Caroline K. Y. Fong 博士提供并惠允使用

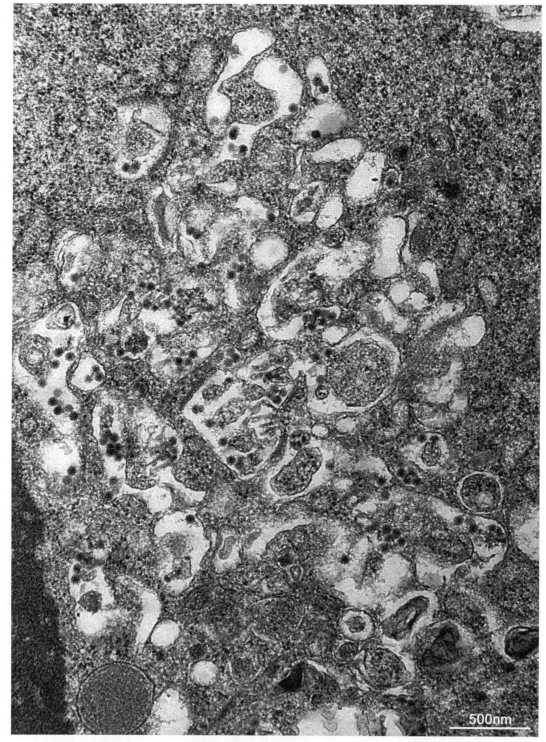

500nm

图 5-1-6　辛德毕斯病毒感染细胞导致大量囊泡结构产生（BHK-21 细胞超薄切片）

细胞质内出现大量囊泡结构，呈高电子密度的病毒颗粒散布其内

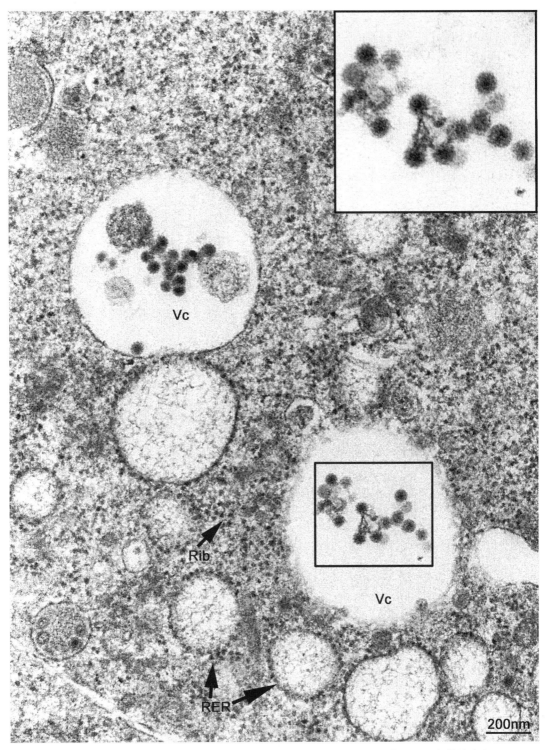

图 5-1-7　辛德毕斯病毒在内细胞质内的囊泡中（BHK-21 细胞超薄切片，高倍放大）
细胞质内出现大量囊泡，大小基本均一的球形病毒颗粒位于其内部。可见细胞质内满布游离核糖体，粗面内质网扩张。右上
角插图示囊泡内放大的病毒颗粒。Vc. 囊泡；Rib. 核糖体；RER. 粗面内质网

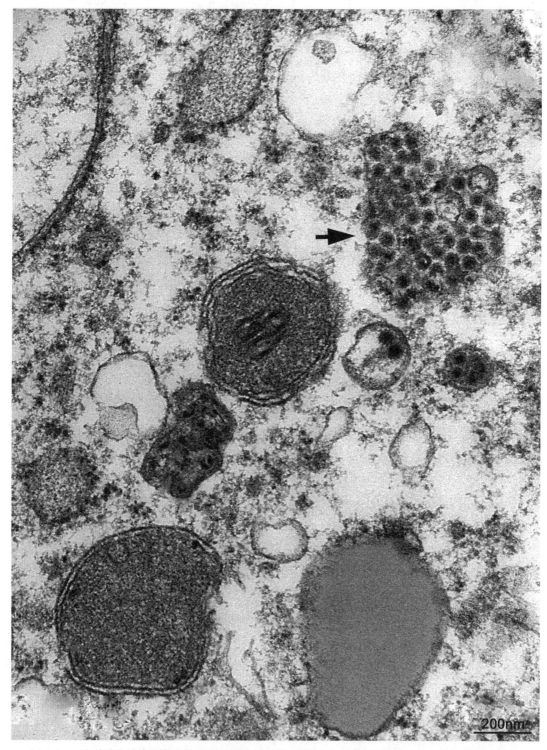

图 5-1-8　辛德毕斯病毒颗粒在细胞质内聚集形成的包涵体（箭头示）（BHK-21 细胞超薄切片）

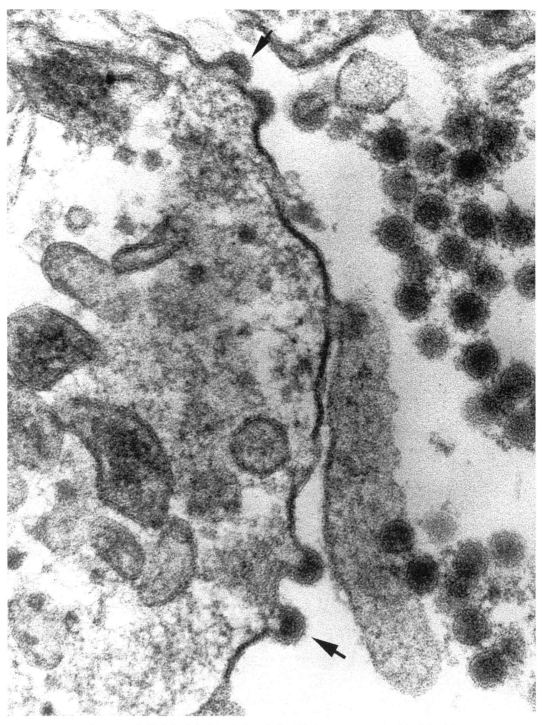

图 5-1-9 辛德毕斯病毒在细胞表面出芽（箭头示）（Vero 细胞超薄切片）

本图由美国耶鲁大学 Caroline K. Y. Fong 博士提供并惠允使用

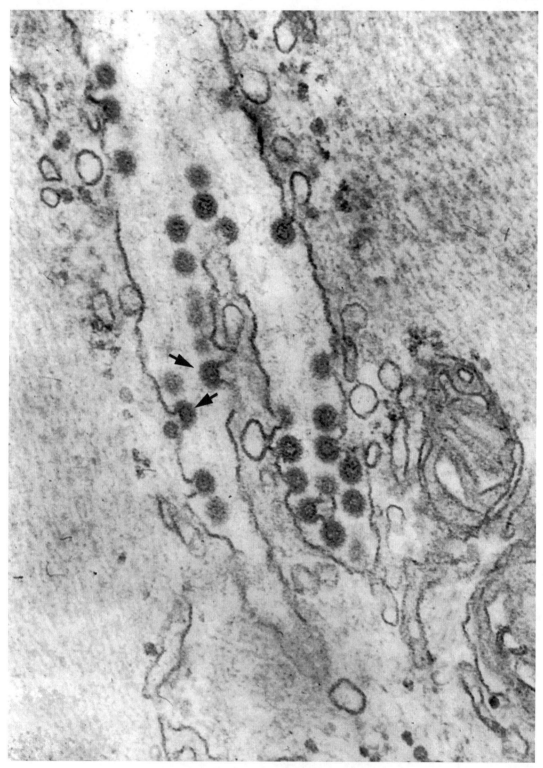

图 5-1-10　罗斯河病毒在感染小鼠后肢肌细胞内的形态（超薄切片）

病毒颗粒从细胞膜上出芽进入细胞间隙（箭头示），病毒颗粒呈高电子密度，包膜及刺突结构不甚清晰。本图由美国得克萨斯大学 Frederick A. Murphy 教授提供并惠允使用

【主要参考文献】

[1] Richman DD，等 . 临床病毒学 . 第 3 版 . 陈敬贤等译 . 北京 : 科学出版社 . 2012: 1250-1300.

[2] Wesselhoeft C. Rubella （German measles）. N Engl J Med，1947，236（26）:978-988.

[3] Kuhn RJ. *Togaviridae*. In: Knipe DM，Howley PM，eds. Fields Virology. 6th ed. Philadelphia: Lippincott Williams & Wilkins. 2013: 628-650.

[4] 唐家琪 . 自然疫源性疾病 . 北京 : 科学出版社 . 2005: 261-276.

[5] 金奇 . 医学分子病毒学 . 北京 : 科学出版社 . 2001: 485-496.

[6] Simpson RW，Hauser RE. Basic structure of group A arbovirus strains Middelburg，Sindbis，and Semliki Forest examined by negative staining. Virology，1968，34（2）:358-361.

[7] Simpson RW，Hauser RE. Structural differentiation of group A arboviruses based on nucleoid morphology in ultrathin sections. Virology，1968，34（3）:568-570.

第二节　黄病毒科（*Flaviviridae*）

黄热病是第一种有记录的由可滤过的病毒导致的人类疾病，其病原体黄热病毒（*Yellow fever virus*）于 1927 年被分离。1989 年发现了丙型肝炎病毒(*Hepatitis C virus*，HCV)[1]。此外，登革热病毒（*Dengue virus*）、日本脑炎病毒（*Japanese encephalitis virus*，JEV）、西尼罗病毒（*West Nile virus*，WNV）、寨卡病毒（*Zika virus*）和蜱传脑炎病毒（*Tick-borne encephalitis virus*）等也与人类健康密切相关。

【基本特征】

黄病毒科分为 3 个属，分别为黄病毒属（*Flavivirus*）、丙型肝炎病毒属（*Hepacivirus*）和瘟病毒属（*Pestivirus*）。其中导致人类疾病的主要为黄病毒属和丙型肝炎病毒属。丙型肝炎病毒（HCV）是丙型肝炎病毒属的唯一成员[2]。

黄病毒科病毒在氯化铯中的浮力密度为 1.22 ～ 1.24 g/cm^3，病毒在 pH8.0 和低温条件下稳定，易被酸性 pH、高温、有机溶剂等灭活，56℃ 30 min 可使血液和其他溶液中的病毒全部灭活。蜱传黄病毒的抵抗力一般比蚊传黄病毒强[3]。猴肾细胞（Vero 和 LLC-MK2）、仓鼠肾细胞（BHK-21）、猪肾细胞（PS）、人类肾上腺癌细胞（SW-13）以及原代鸡胚、鸭胚和蚊子细胞（C6/36）等已经广泛应用于黄病毒的分离和培养。目前，还没有建立成熟的分离 HCV 的细胞培养体系，利用 2a 基因型 JFH 株 HCV 的基因组转染 Huh7 细胞，病毒基因组可有效复制并分泌病毒颗粒[4]。

黄病毒科病毒基因组为单股正链线状 RNA，长约 10 700 个核苷酸（HCV 约为 9600 个核苷酸）。病毒基因组仅有一个开放阅读框（ORF），翻译产生一个大聚合蛋白前体，经病毒编码的蛋白酶切割形成成熟的 3 种结构蛋白（E、M 和核心蛋白 C）和 7 种非结构蛋白。E 蛋白与受体结合并介导膜融合，可诱导产生中和抗体；M 蛋白与 E 蛋白一起参与膜融合；C 蛋白与 RNA 组成核衣壳。HCV 的 3 个结构蛋白分别为核心 C 蛋白、E1 和 E2 蛋白。E1 和 E2 蛋白为病毒糖蛋白，E2 蛋白可能是与宿主细胞受体作用的主要蛋白[2]。

黄病毒属现已发现 70 多种病毒，半数以上对人类有致病性，是非常重要的一类自然疫源性病原体，主要导致脑炎和出血热，病死率高。黄病毒属可以分为蜱传病毒（tick-borne virus，如蜱传脑炎病毒等）和蚊传病毒（mosquito-borne virus，如黄热病毒、登革热病毒、日本脑炎病毒、寨卡病毒[5]和西尼罗病毒等）[2]。HCV 主要通过血液传播，是引起慢性肝炎、肝硬化和肝癌的主要致病因子之一[2, 3]。

【形态学与超微结构】

1. 负染观察 病毒颗粒呈球形，直径 40 ～ 50nm，具有脂质包膜，包膜上有长度约 6nm 的刺突。病毒核心位于包膜内，直径约 30nm，呈二十面体立体对称，包膜紧密包绕病毒核心，病毒基因组包被于病毒核心内。负染的病毒颗粒大小基本均一，其表面的刺突细小，不易辨别（图 5-2-1 ～图 5-2-3）。有时可见多个衣壳聚集在一起包绕在膜性结构中（图 5-2-1）。

2. 超薄切片观察 黄病毒感染后细胞质内出现大量的囊泡（图 5-2-4 ～图 5-2-8），此系黄病毒感染细胞导致的显著改变。囊泡内可存在大量病毒颗粒，病毒颗粒呈高电子密度（图 5-2-4、图 5-2-5、图 5-2-8）。病毒复制过程中，病毒衣壳可在细胞质内聚集排列形成包涵体（图 5-2-6、图 5-2-7），衣壳通常呈规则的空心状六边形，多为高电子密度。与披膜病毒不同，在切片上很少观察到处于出芽状态的病毒颗粒。

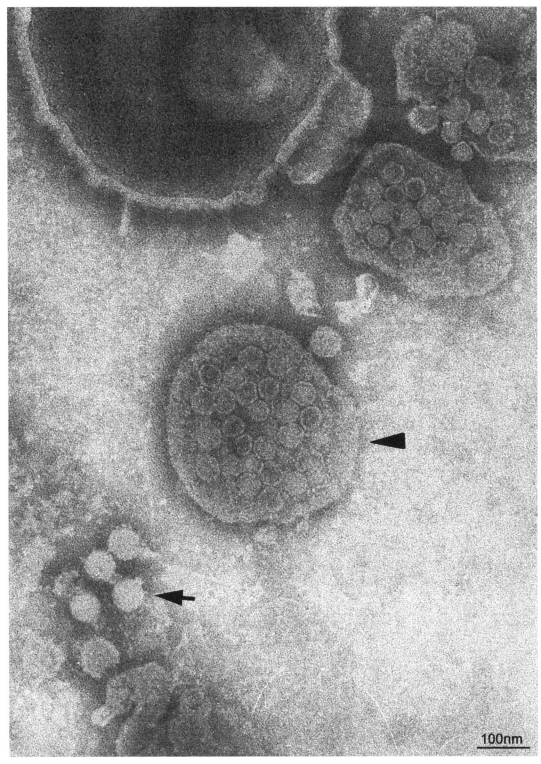

图 5-2-1　日本脑炎病毒的形态（负染）

箭头示成熟病毒颗粒呈球形，有包膜，刺突结构不甚清晰。三角示囊泡内病毒衣壳

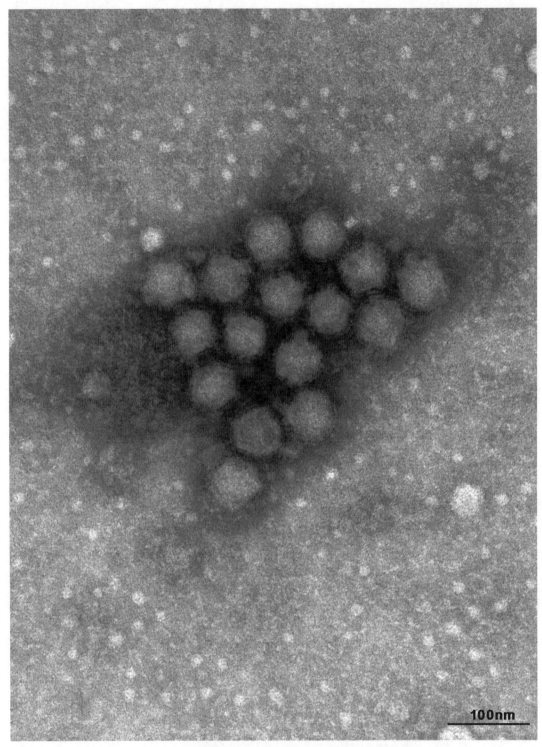

图 5-2-2　黄热病毒的形态（负染）
病毒颗粒呈球形，包膜上可见短小刺突

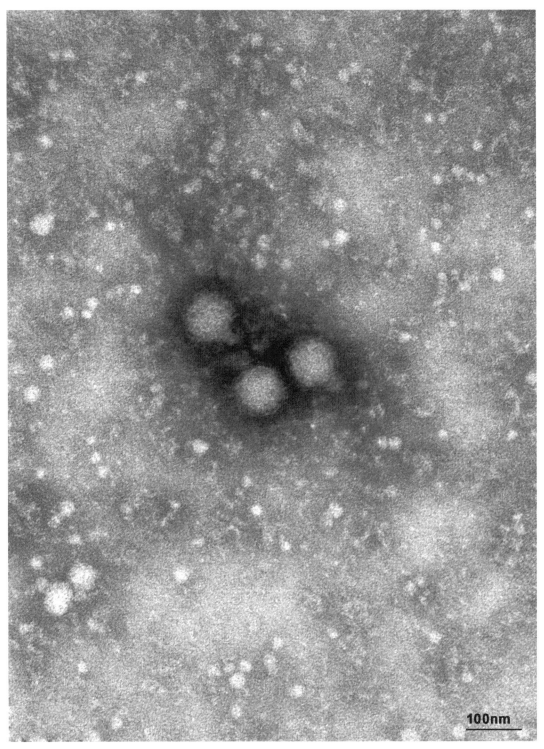

图 5-2-3　寨卡病毒的形态（负染）
病毒颗粒呈球形，包膜上可见短小刺突

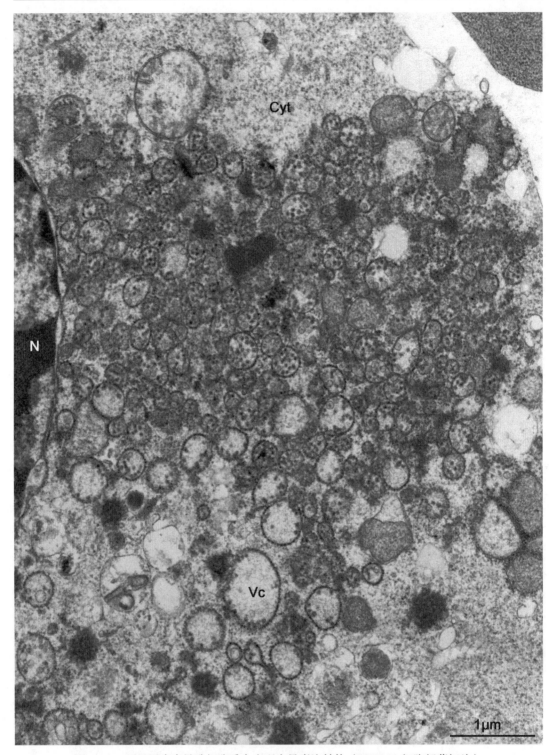

图 5-2-4　西尼罗病毒导致细胞质内出现大量囊泡结构（BHK-21 细胞超薄切片）

细胞质内出现大量聚集的大小不一的囊泡，呈高电子密度的病毒颗粒位于其内。N. 细胞核；Cyt. 细胞质；Vc. 囊泡

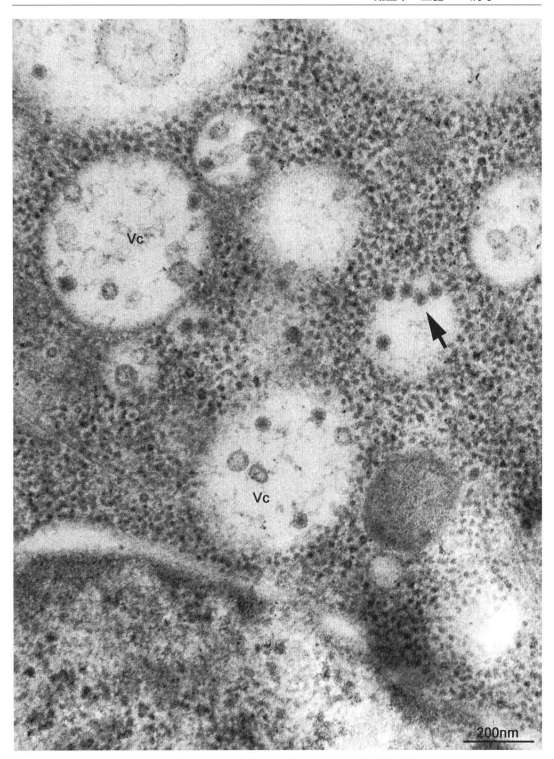

图 5-2-5 日本脑炎病毒在细胞中的形态（C6/36 细胞超薄切片）
细胞质内出现大量囊泡状结构，其内可见病毒颗粒，病毒包膜及刺突结构不甚清晰。Vc. 囊泡

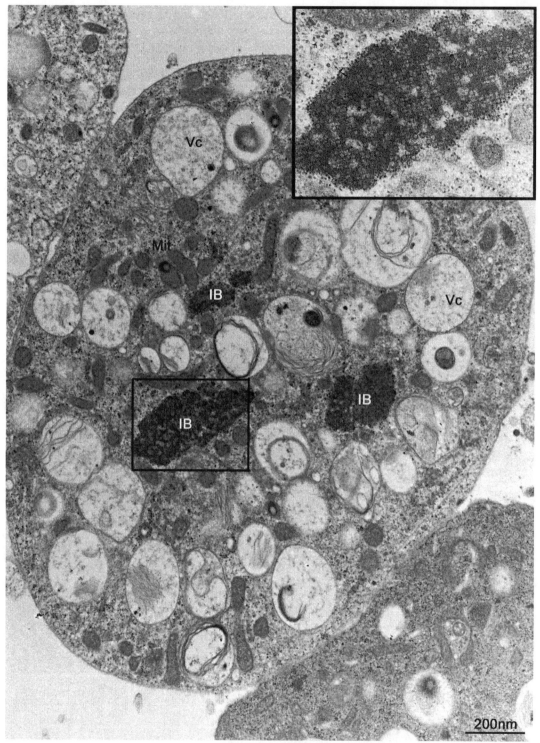

图 5-2-6　日本脑炎病毒导致细胞内形成包涵体（C6/36 细胞超薄切片）

细胞质内出现包涵体及大量囊泡。包涵体由大量衣壳规则排列构成，衣壳间由高电子密度物质填充。插图示放大的包涵体结构。

Vc. 囊泡；IB. 包涵体；Mit. 线粒体

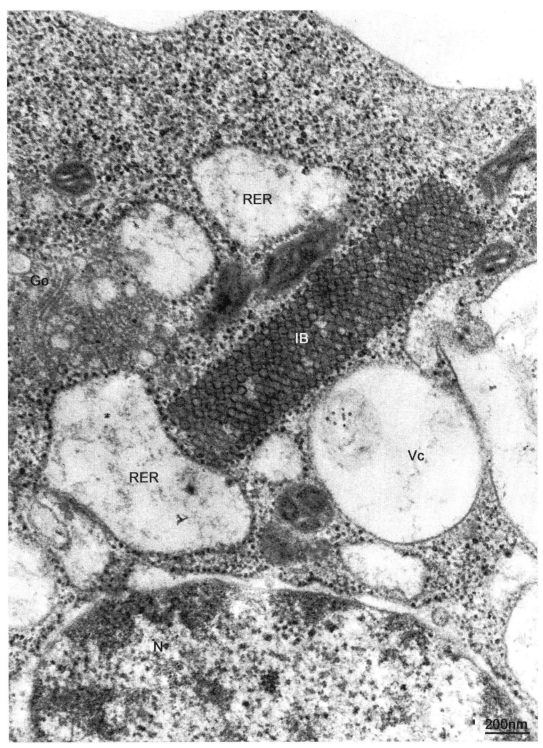

图 5-2-7　日本脑炎病毒在细胞质内形成的包涵体（C6/36 细胞超薄切片）
包涵体由大量形态和大小一致的病毒核衣壳规则排列形成，包涵体区域呈高电子密度。包涵体被囊泡、扩张的粗面内质网、
高尔基复合体及核糖体包绕。IB. 包涵体；Vc. 囊泡；RER. 粗面内质网；Go. 高尔基体；N. 细胞核

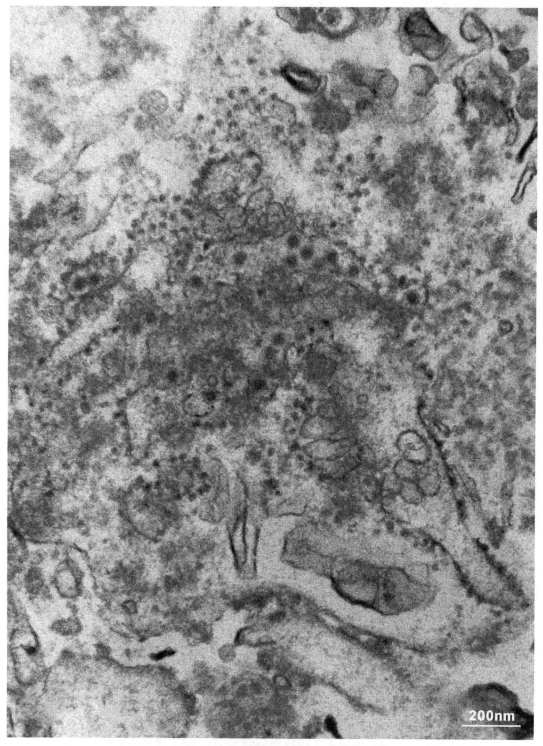

200nm

图 5-2-8　寨卡病毒在细胞中的形态（Vero 细胞超薄切片）

病毒颗粒呈高电子密度，位于扩张的内质网囊腔中

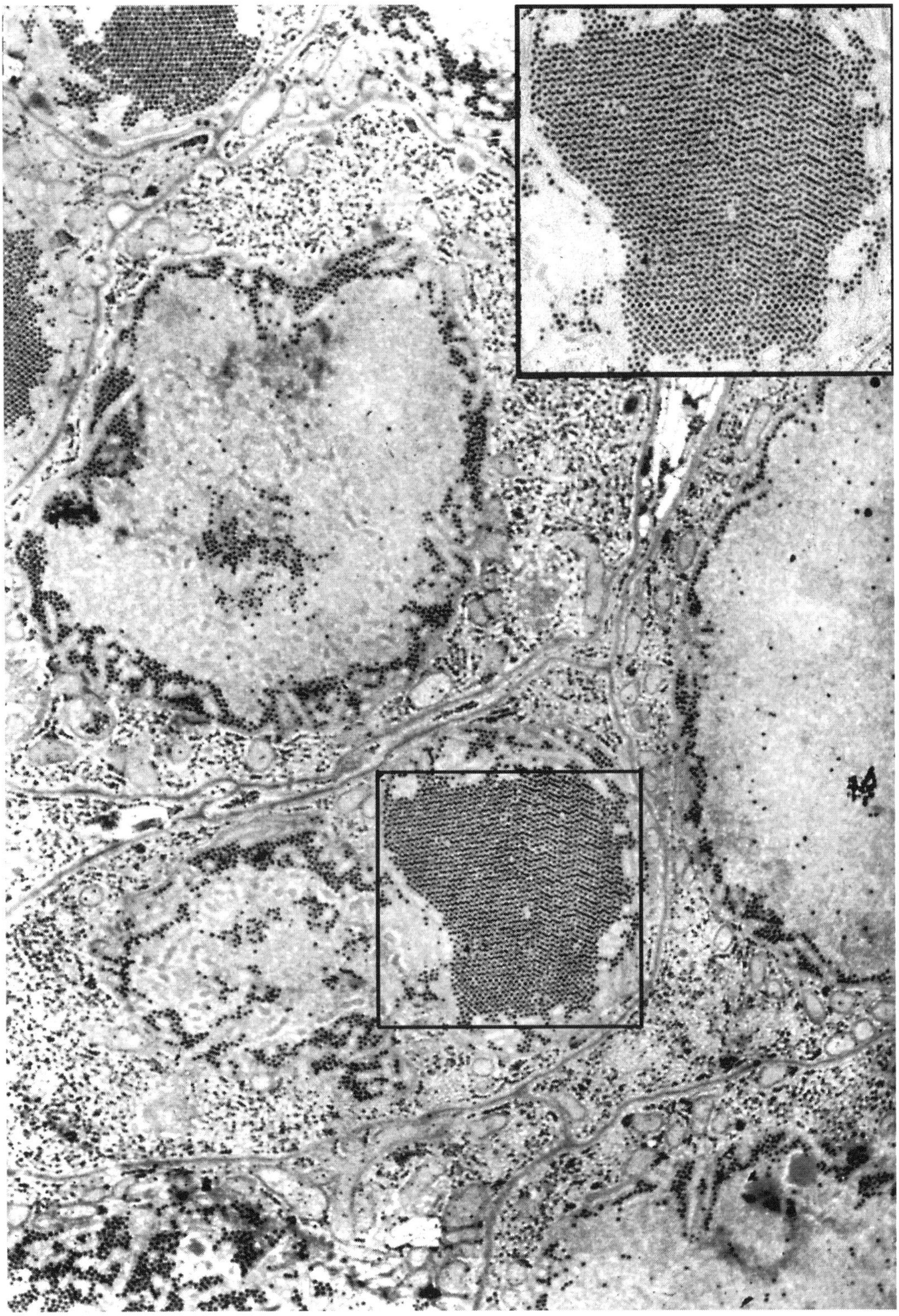

图 5-2-9 圣路易斯脑炎病毒在库蚊内的形态（超薄切片）

库蚊唾液腺腺腔隙内有大量病毒颗粒，并可呈结晶状排列（插图示），库蚊通过叮咬可将病毒颗粒从唾液腺注入宿主体内。

此图由美国得克萨斯大学 Frederick A. Murphy 教授提供并惠允使用

【主要参考文献】

[1] Houghton M. Discovery of the hepatitis C virus. Liver Int，2009，29（Suppl 1）:82-88.

[2] Lindenbach BD，Murray CL，Thiel HJ，et al. *Flaviviredae*. In: Knipe DM，Howley PM，eds. Fields Virology. 6th ed. Philadelphia: Lippincott Williams & Wilkins. 2013：712-795.

[3] 唐家琪. 自然疫源性疾病. 北京：科学出版社. 2005：261-276.

[4] Wakita T，Pietschmann T，Kato T，et al. Production of infectious hepatitis C virus in tissue culture from a cloned viral genome. Nat Med，2005，11（7）:791-796.

[5] Al-Qahtani AA，Nazir N，Al-Anazi MR，et al. Zika virus: a new pandemic threat. J Infect Dev Ctries，2016，10（3）：201-207.

第三节　冠状病毒科（*Coronaviridae*）

1933 年发现的鸡传染性支气管炎病毒是发现的第一种冠状病毒。目前已发现 6 种冠状病毒可感染人类。1966 年和 1967 年分别从上呼吸道感染患者呼吸道样本中分离出人冠状病毒（human coronavirus，HCoV）229E 和 OC43。2003 年发现了严重急性呼吸综合征冠状病毒（severe acute respiratory syndrome coronavirus，SARS-CoV）。2004 年从荷兰一急性支气管炎患儿的呼吸道样本中分离获得冠状病毒 NL63，同年在香港一 71 岁肺炎患者呼吸道样本中发现 HKU1。2012 发现了中东呼吸综合征冠状病毒（Middle East respiratory syndrome coronavirus，MERS-CoV）[1-3]。

【基本特征】

冠状病毒科属于巢病毒目（*Nidovirales*），分为冠状病毒亚科（*Coronavirinae*）和环曲病毒亚科（*Torovirinae*）[1]。冠状病毒亚科分为 α、β、γ 和 δ 四个属[1, 2]。感染人的冠状病毒分属于 α 属（HCoV-229E、NL63）和 β 属（HCoV-OC43、HKU1、SARS-CoV 和 MERS-CoV）。在 β 属中，HCoV-OC43 与 HKU1 属于 a 组，SARS-CoV 和 MRES-CoV 分别属于 b 组和 c 组[4]。

冠状病毒对理化因素的抵抗力较弱。以 SARS-CoV 为例，56℃ 60 min 可灭活病毒，对单层培养细胞中复制的病毒，甲醇、戊二醛、甲醛溶液和丙酮固定 5 min 可灭活病毒[1, 7]。Triton X-100、吐温 80 和胆酸钠分别需要 2 h、4 h 和 24 h 以上才能灭活病毒。在蔗糖液中的浮力密度为 $1.15 \sim 1.19 \ g/cm^3$。α 属冠状病毒 229E 可以用人二倍体细胞进行分离培养，NL63 可感染猴肾来源的 LLC-MK2 或 Vero 细胞；β 属中的 OC43 可感染 Vero 细胞，HKU1 较难分离培养，可用人原代气道上皮细胞进行分离[1]；SARS-CoV 能感染 LLC-MK2、Vero、Vero-E6 和 MA104 等猴肾细胞系[5]；MERS-CoV 对灵长类、猪和蝙蝠来源气道细胞和肾细胞等多种细胞系敏感，如 LLC-MK2、Vero、RoNi/7（蝙蝠肾细胞来源），并能够在山羊的肺脏和肾脏来源的细胞系及骆驼肾细胞中复制产生病毒颗粒[6]。

冠状病毒基因组为不分节段的单股正链线状 RNA，感染人类的 6 种 HCoV 的长度为 27 000 ～ 31 000 个核苷酸[1, 3]。冠状病毒基因组的 5′ 端含有甲基化的"帽子"，3′ 端含有 poly A。编码包含 16 个非结构蛋白（non-structural protein，NSP）、ORF2a、血凝素 - 酯酶（hemagglutinin esterase，HE）蛋白（仅 β 属部分成员编码）、刺突蛋白（Spike，S）、ORF5a、囊膜蛋白（envelope，E）、膜蛋白（membrane，M）和核衣壳蛋白（nucleocapsid，N）。在 CoV 基因组编码的 20 余种蛋白中，主要的结构蛋白包括 S 蛋白、N 蛋白、M 蛋白和 E 蛋白。其中，S 蛋白是病毒的主要中和抗原，与病毒感染宿主的过程密切相关；N 蛋白在病毒复制时大量表达，常用作诊断抗原[1]。

冠状病毒通过呼吸道或粪 - 口途径传播，可引起呼吸道、胃肠道和神经系统症状[1]。HCoV 主要通过飞沫和密切接触传播（SARS-CoV 还可通过气溶胶传播）。HCoV-OC43、229E、HKU1 和 NL63 的感染引起的症状一般较轻，主要为普通感冒，在老人、免疫力低下人群和儿童可导致肺炎。SARS-CoV 和 MERS-CoV 除了导致肺炎和急性呼吸窘迫综合征，还可导致全身多脏器功能衰竭[1]。人群对 HCoV 普遍易感，大部分人在儿童期即感染过 OC43、229E、HKU1 和 NL63，并可反复感染[9, 10]。

【形态学与超微结构】

1. 负染观察　冠状病毒有包膜，病毒颗粒多为球形，直径 50 ～ 200 nm，具有多形性特征。包膜上有显著的刺突结构，刺突长 12 ～ 24nm，直径约 10nm，与包膜接触的一端稍细。包绕病毒包膜的刺突呈日冕状因而得名，是冠状病毒的特征性结构。人呼吸道冠状病毒突起呈花瓣状包绕在病毒颗粒周围（图 5-3-1）；而人肠道冠状病毒突起为鼓槌状，有时呈长短相间排列成双层（图 5-3-2）。

2. 超薄切片观察　位于细胞外的成熟冠状病毒多呈高电子密度的球形，刺突结构不易识别（图 5-3-3、图 5-3-4）。SARS-CoV 感染的细胞质内出现大量囊泡，该结构是冠状病毒感染的特征之一（图 5-3-5）。病毒颗粒可向囊泡腔内出芽（图 5-3-6），成熟的病毒颗粒最终聚集在囊泡内，多呈球形，直径 80 ～ 120 nm（图 5-3-7）。当病毒核衣壳接近病毒包膜分布时，病毒颗粒呈现周围高电子密度、中心低电子密度的形态。通常，细胞质中囊泡内病毒颗粒的刺突结构不易辨别。存在病毒颗粒的囊泡内还可见到管状结构，此结构直径约 20nm，长度不等（图 5-3-8）。在冠状病毒形态发生过程中，细胞质内还可出现游离状态的圆形、肾形、大小不等、形态各异的高电子密度的病毒样颗粒（图 5-3-9）。包裹病毒的囊泡可开口于细胞膜表面，病毒颗粒可由此释放脱离细胞（图 5-3-10）[11 ～ 13]。

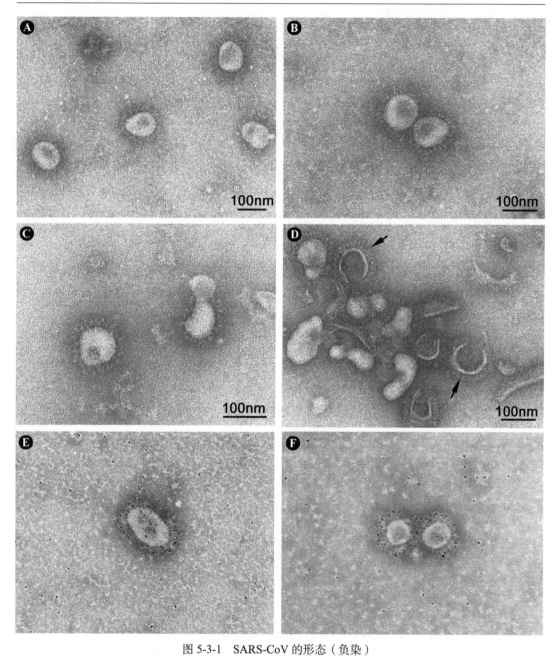

图 5-3-1　SARS-CoV 的形态（负染）

病毒颗粒呈球形（A、B），具有多形性（C、D），刺突清晰可辨。图 D 箭头示刺突附着的膜结构，该结构可形成具有缺口
的圆形或半圆形。E、F 示免疫胶体金标记的病毒颗粒

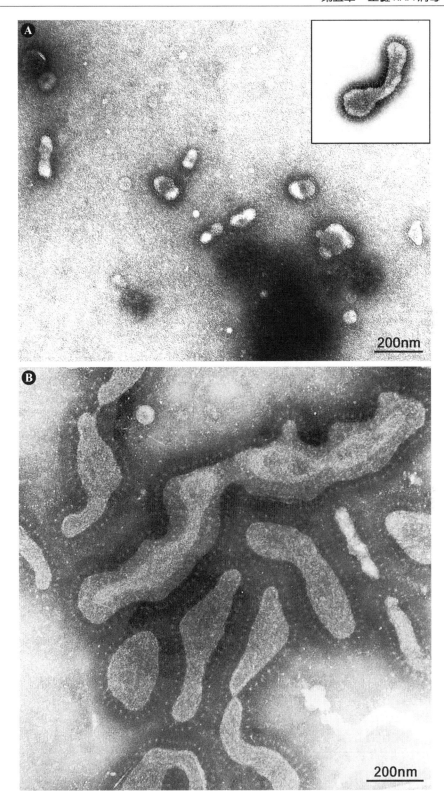

图 5-3-2 人粪便内冠状病毒的形态（负染）
病毒颗粒呈多形性，刺突结构清晰可辨。图 A 中插图示病毒颗粒具有清晰的长短双层刺突结构

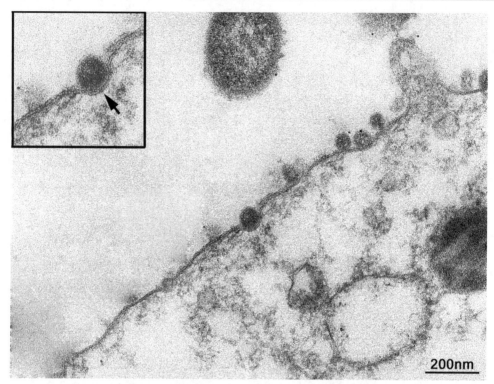

图 5-3-3　SARS-CoV 附着在细胞表面（Vero 细胞超薄切片）

病毒颗粒呈高电子密度球形，附着处可见细胞膜凹陷，细胞脂质双层膜清晰可辨（箭头示）

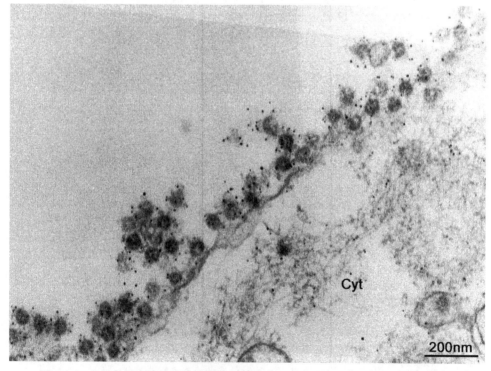

图 5-3-4　细胞外被免疫胶体金颗粒标记的 SARS-CoV 颗粒（Vero 细胞超薄切片）

病毒颗粒被大量胶体金颗粒包绕、标记。Cyt. 细胞质

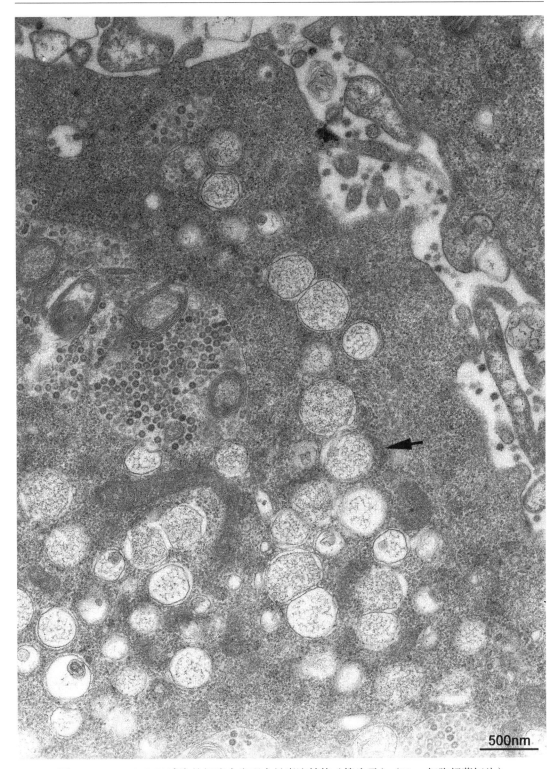

图 5-3-5　SARS-CoV 感染的细胞内出现大量囊泡结构（箭头示）（Vero 细胞超薄切片）

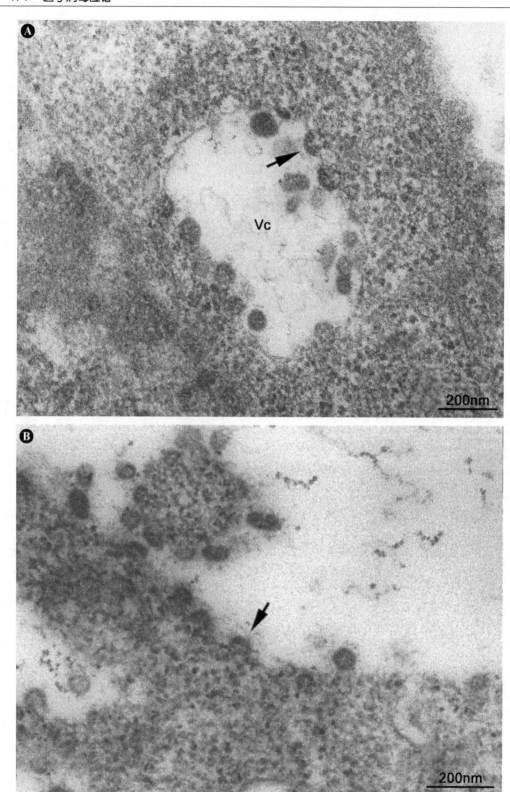

图 5-3-6　SARS-CoV 出芽（Vero 细胞超薄切片）

A. 箭头示病毒颗粒向细胞质中的囊泡内出芽；B. 箭头示病毒在细胞表面向细胞外出芽。Vc. 囊泡

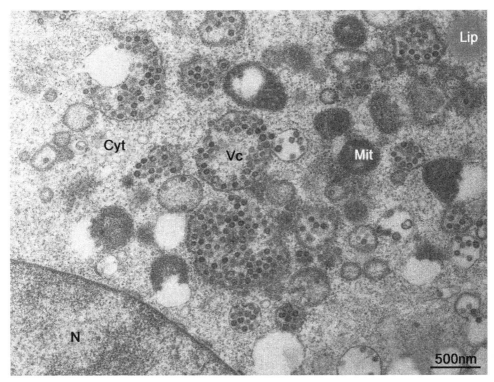

图 5-3-7　细胞质中囊泡内的 SARS-CoV 颗粒（Vero 细胞超薄切片）

细胞质内出现大量囊泡，大量病毒颗粒聚集在其内。Cyt. 细胞质；N. 细胞核；Mit. 线粒体；Vc. 囊泡；Lip. 脂滴

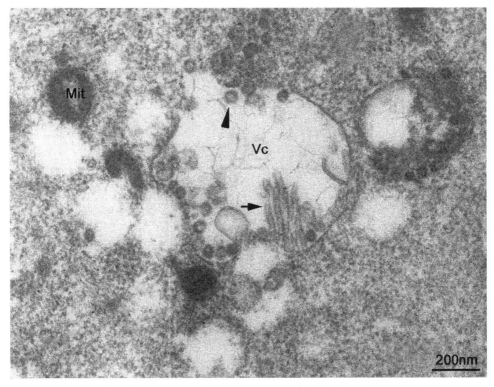

图 5-3-8　囊泡内 SARS-CoV 相关管状结构（箭头示）（Vero 细胞超薄切片）

三角示细胞质内囊泡中的病毒颗粒。Mit. 线粒体；Vc. 囊泡

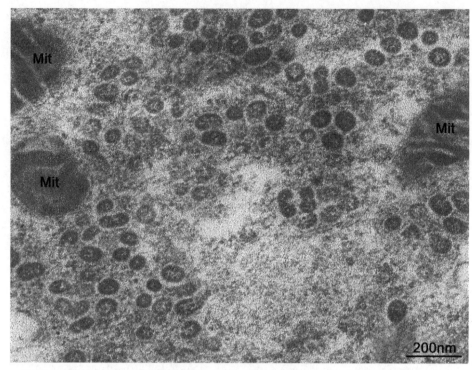

图 5-3-9 细胞质内不成熟的 SARS-CoV 颗粒（Vero 细胞超薄切片）

细胞质内聚集的病毒样颗粒呈圆形、椭圆形、肾形或不规则状，周围多有线粒体聚集、包绕。病毒颗粒核心呈低电子密度。

Mit. 线粒体

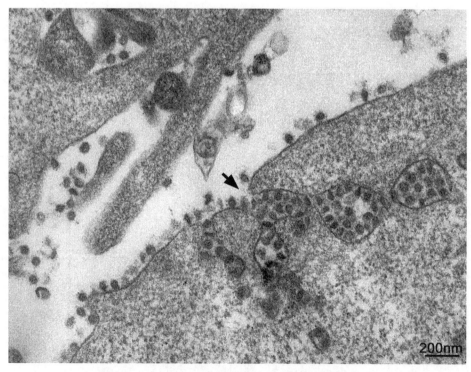

图 5-3-10 SARS-CoV 的释放（Vero 细胞超薄切片）

箭头示囊泡开口于细胞外，大量病毒颗粒存在于开口的囊泡内，病毒颗粒可经此开口释放

【主要参考文献】

［1］Masters PS，Perlman S. *Coronaviridae*. In: Knipe DM，Howley PM，eds. Fields Virology. 6th ed. Philadelphia: Lippincott Williams & Wilkins. 2013:825-854.

［2］International Committee on Taxonomy of Viruses. Virus Taxonomy: 2014 Release. http://ictvonline.org/virusTaxonomy.asp

［3］Zaki AM，van Boheemen S，Bestebroer TM，et al. Isolation of a novel coronavirus from a man with pneumonia in Saudi Arabia. N Engl J Med，2012，367: 1814-1820.

［4］Graham RL，Donaldson EF，Baric RS. A decade after SARS: strategies for controlling emerging coronaviruses. Nat Rev Microbiol，2013，11:836-848.

［5］Kaye M. SARS-associated coronavirus replication in cell lines. Emerg Infect Dis，2006，12:128-133.

［6］Eckerle I，Corman VM，Müller MA，et al. Replicative capacity of MERS coronavirus in livestock cell lines. Emerg Infect Dis，2014，20:276-279.

［7］Kariwa H，Fujii N，Takashima I. Inactivation of SARS coronavirus by means of povidone-iodine，physical conditions，and chemical reagents. JPN J Vet Res，2004，52:105-112.

［8］Darnell ME，Taylor DR. Evaluation of inactivation methods for severe acute respiratory syndrome coronavirus in noncellular blood products. Transfusion，2006，46:1770-1777.

［9］Gaunt ER，Hardie A，Claas EC，et al. Epidemiology and clinical presentations of the four human coronaviruses 229E，HKU1，NL63，and OC43 detected over 3 years using a novel multiplex real-time PCR method. J Clin Microbiol，2010，48:2940-2947.

［10］Zhou W，Wang W，Wang H，et al. First infection by all four non-severe acute respiratory syndrome human coronaviruses takes place during childhood. BMC Infect Dis，2013，13:433.

［11］Becker WB，McIntosh K，Dees JH，et al. Morphogenesis of avian infectious bronchitiss virus and a related human virus（strain 229E）. J Virol，1967，1: 1019-1027.

［12］Goldsmith CS，Tatti KM，Ksiazek TG，et al. Ultrastructural characterization of SARS Coronavirus. Emerg Infect Dis，2004，10: 320-326.

［13］王健伟，任丽丽，屈建国，等 . SARS-CoV 在 Vero 细胞培养中的多形性特征 . 病毒学报，2006，1: 35-41.

第四节　杯状病毒科（*Caliciviridae*）

杯状病毒是第一个被确认为可导致非细菌性腹泻的病毒。1972 年，Kapikian 等应用免疫电镜技术在美国诺瓦克（Norwalk）地区的腹泻患者粪便标本中发现了一种新病毒，根据发现地将其命名为诺瓦克病毒（*Norwalk virus*）[1]。随后，越来越多形态上与之相似的病毒被陆续发现并按发现地命名，如夏威夷病毒（*Hawaii virus*）、雪山病毒（*Snow Mountain virus*）、札幌病毒（*Sapporo virus*）等，并把它们归于杯状病毒科。

【基本特征】

杯状病毒科分为 5 个属，其中诺如病毒属（*Norovirus*）和札如病毒属（*Sapovirus*）主要感染人类，也可以感染动物；兔病毒属（*Lagovirus*）、纽伯里病毒属（*Nebovirus*）和水疱性病毒属（*Vesivirus*）仅感染动物[2]。

诺如病毒在氯化铯密度梯度中的浮力密度为 1.33 ～ 1.41g/cm³。该病毒对热和低温均有抵抗力，感染诺如病毒的粪便滤液在 60℃处理 30min 及冷冻后病毒仍保持感染性；诺如病毒对乙醚和酸稳定，20% 乙醚 4℃处理可存活 18h，室温 pH2.7 环境下可存活 3h。诺如病毒对氯的抵抗力要强于脊髓灰质炎病毒和轮状病毒，用处理饮用水的 3.75 ～ 6.25 mg/L 的氯不能灭活诺如病毒，而处理污水的 10 mg/L 的氯可以将其灭活 [2]。目前人诺如病毒和札如病毒尚不能培养。

杯状病毒基因组为单股正链线状 RNA，长 7400 ～ 8500 个核苷酸，被二十面体衣壳蛋白包绕 [2]。以诺如病毒为例，其基因组含有 3 个主要的开放阅读框（ORF1、2、3）。ORF1 编码一个大的多聚蛋白，ORF2 和 ORF3 分别编码主要的衣壳蛋白 VP1 和次要的结构蛋白 VP2。VP1 不需要基因组 RNA 或 VP2 即可自我组装成病毒样颗粒（virus-like particle，VLP），是病毒的主要抗原。

诺如病毒是引起急性非细菌性胃肠炎暴发最常见的病原体，其感染呈世界性分布，可引起全年龄组人群急性、自限性胃肠炎。感染可以发生在全年中的任何季节，但在温带地区的发病高峰季节为冬季。诺如病毒感染性强，可通过接触污染的食物、水和物品等传播，容易在养老院、餐厅、学校和医院等人员密集的场所造成暴发。近年来，诺如病毒的散发病例和暴发流行呈上升趋势，已经成为全球关注的公共健康问题。

【形态学与超微结构】

诺如病毒为球形，无包膜，直径 27 ～ 40nm，典型形态的病毒表面具有 32 个呈酒杯样的凹陷，因此而得名 [2]，有时病毒低电子密度部分呈六芒星状（star of David），此形态是杯状病毒所特有 [3]。负染观察时，可见杯状病毒表面呈毛刺状，类似羽绒，病毒通常缺乏显著的形态学特征（图 5-4-1）。诺如病毒在腹泻粪便标本中载量较低，常需要免疫电镜进行观察。基因工程表达病毒衣壳蛋白形成的病毒样颗粒，其形态与病毒相似（图 5-4-2）。

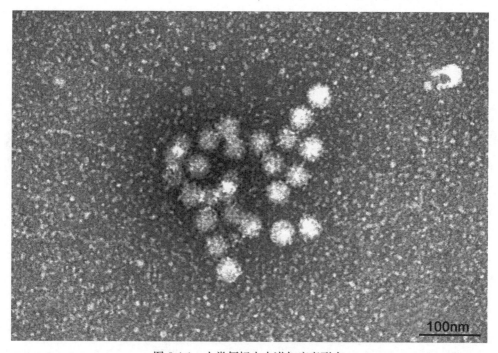

100nm

图 5-4-1　人粪便标本中诺如病毒形态

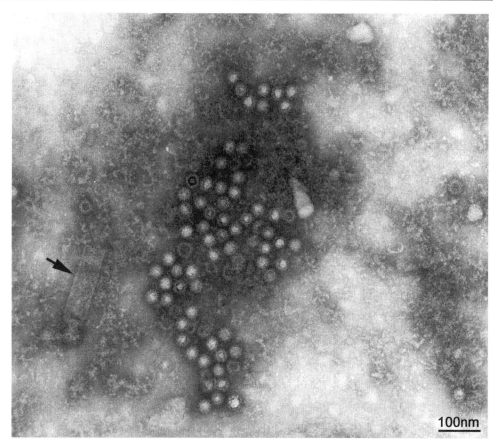

图 5-4-2　诺如病毒病毒样颗粒形态（昆虫 - 杆状病毒系统表达，负染）
病毒样颗粒可呈空心状或实心状，箭头示杆状病毒颗粒

【主要参考文献】

［1］Kapikian AZ，Wyatt RG，Dolin R，et al. Visualization by immune electron microscopy of a 27-nm particle associated with acute infectious nonbacterial gastroenteritis. J Virol，1972，10:1075-1081.

［2］Green KY. *Caliciviridae*: The Norovirus. In: Knipe DM，Howley PM，eds. Fields Virology. 6th ed. Philadelphia: Lippincott Williams & Wilkins. 2013: 582-608.

［3］Zheng DP，Ando T，Fankhauser RL，et al. Norovirus classification and proposed strain nomenclature. Virology，2006，346:312-323.

第五节　星状病毒科（*Astroviridae*）

星状病毒科包括人和动物星状病毒，主要引起胃肠炎相关疾病。该病毒于 1975 年由 Madeley 和 Cosgrove 通过电镜观察，在腹泻儿童的粪便样本中首次发现[1]，因病毒上有五角或六角星样结构而得名（Astro 在希腊语中是"星"的意思），1981 年 Lee 和 Kurtt 利用原代细胞对人星状病毒成功地进行了分离和传代[2]。

【基本特征】

星状病毒科包括两个属：哺乳动物星状病毒属和禽星状病毒属。哺乳动物星状病毒属包括人类星状病毒（HAstV）、猪星状病毒（PAstV）、猫星状病毒（FeAstV）、貂星状病毒（MAstV）、羊星状病毒（OAstV）、牛星状病毒（BoAstV）、犬星状病毒（CaAstV）、蝙蝠星状病毒（BAstV）、鼠星状病毒（RAstV）、鹿星状病毒（CcAstV）和海洋哺乳类动物，如海狮星状病毒（CSlAstV）和海豚星状病毒（BdAstV）等。哺乳动物星状病毒包括 GⅠ 和 GⅡ 两个基因组，分别又包括 10 个和 9 个种。感染人的星状病毒（HAstV）属人星状病毒属，目前分为 8 个血清型（HAstV-1 ～ HAstV-8）[3]，又可以分为 8 个基因型。血清型和基因型具有很好的相关性。

HAstV 在氯化铯溶液中的浮密度为 $1.36 \sim 1.39 g/cm^3$，在蔗糖梯度溶液中的沉降系数为 35S。HAstV 对有机溶剂（氯仿、乙醚）、高浓度的盐类（2mol/L NaCl、2 mol/L CsCl 等）、表面活性剂（1%SDS、1% 十二烷基肌氨酸钠、1%Triton×100）、胰蛋白酶及两性离子消毒剂等稳定，但不耐受 3 mol/L 尿素（37℃ 30min）的处理。在 $-70 \sim -85℃$ 的低温下，HAstV 可以存活数年。HAstV 可用原代狒狒肾细胞（PBK）、猴肾内皮细胞系（LLC-MK2）、人肠细胞系（Caco-2、 T-84、HT-29）、人肝癌细胞系（PLC/PRF/5）和猴肾来源的细胞系（MA104、 Cos-1、Vero）进行分离培养，其中 Caco-2、T-84 和 PLC/PRF/5 是从粪便标本中分离 HAstV 最有效的细胞[3]。胰蛋白酶处理细胞是 HAstV 适应细胞的必需条件，在大多数情况下，HAstV 引起的细胞病变不易观察，用群特异性抗体对感染细胞进行免疫荧光染色或电镜观察是证实分离 HAstV 的有效方法。

星状病毒为无包膜的、单股正链 RNA 病毒，不包括 3′ 端的多聚 A 尾，病毒基因组大小为 6170 ～ 7720 个核苷酸。病毒的基因组包括 3′ 端和 5′ 端的非编码区（UTR）和 3 个在不同分离株中长度可变的开放阅读框（ORF）。其中 ORF 1a 编码 nsp1a，具有丝氨酸蛋白酶活性；ORF 1a 编码 RNA 依赖的 RNA 聚合酶；ORF2 编码病毒多聚蛋白前体，由 N 端的保守区和 C 端的可变区组成。保守区形成衣壳蛋白的核心，在病毒体内可以与基因组 RNA 相互作用，而高变区形成病毒体的刺突，可能参与病毒与宿主的相互作用[3～5]。

HAstV 的感染呈全世界分布，主要感染儿童、老人和免疫功能低下者，引起急性胃肠炎，通常症状较轻。HAstV 主要是通过粪 - 口途径传播，污染的食物和水是 HAstV 感染的主要原因。HAstV-1 是主要感染人类的星状病毒[6～8]。目前关于星状病毒的感染机制知之甚少。

【形态学与超微结构】

星状病毒颗粒呈球形，无包膜，直径为 28 ～ 30nm。HAstV 在用磷钨酸钾染色后大约有 10% 的病毒颗粒的低电子密度部分呈五角或六角星结构，这是星状病毒的特征性形态（图 5-5-1）。用钼酸铵染色后则几乎全部病毒粒子呈典型的星状结构。在粪便标本中有时观察不到典型的星状外观，但用碱性磷酸酶处理后可以诱导出星状外观。

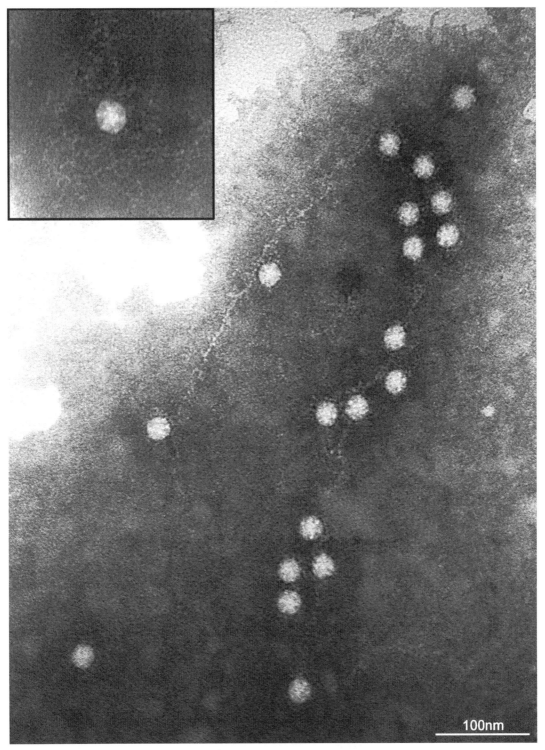

图 5-5-1　星状病毒的形态（负染）

插图示病毒颗粒表面呈现六个角的形态

【主要参考文献】

[1] Madeley CR，Cosgrove BP. Letter: 28 nm particles in faeces in infantile gastroenteritis. Lancet，1975，2:451-452.

[2] Geigenmuller U，Ginzton NH，Matsui SM. Construction of a genome-length cDNA clone for human astrovirus serotype 1 and synthesis of infectious RNA transcripts. J Virol，1997，71: 1713-1717.

[3] Mendez E，Arias CF. Astroviruses: The Astroviruses. In: Knipe DM，Howley PM，eds. Fields Virology. 6th ed. Philadelphia: Lippincott Williams & Wilkins. 2013:609-628.

[4] Méndez-Toss M，Romero-Guido P，Munguía ME，et al. Molecular analysis of a serotype 8 human astrovirus genome. J Gen Virol，2000，81:2891-2897.

[5] Wang QH，Kakizawa J，Wen LY，et al. Genetic analysis of the capsid region of astroviruses. J Med Virol，2001，64:245-255.

[6] Arninu M，Amch EA，Geyer A，et al. Role of astrovirus in intussusception in Nigerian infants. J Trop Pediatr，2009，55:192-194.

[7] Bagci S，Eis-Hubinger AM，Franz AR，et al. Detection of astrovirus in premature infants with necrotizing enterocolitis. Pediatr Infect Dis J，2008，27:347-350.

[8] Bagci S，Eis-Hübinger AM，Yassin AF，et al. Clinical characteristics of viral intestinal infection in preterm and term neonates. Eur J Clin Microbiol Infect Dis，2010，29:1079-1084.

第六节　小 RNA 病毒科（*Picornaviridae*）

小 RNA 病毒科成员种类（型别）繁多，与人类健康高度相关。1898 年，Loeffler 和 Frosch 将患口蹄疫动物感染组织经滤器过滤后，发现滤过液仍可以感染动物，确定其为病毒，这也是发现的第一个小 RNA 病毒 —— 口蹄疫病毒。1908 年，在脊髓灰质炎流行期间，将患者脊髓接种猴子并成功感染后，发现了第一个感染人类的小 RNA 病毒 —— 脊髓灰质炎病毒[1]。目前已发现多种病毒可造成人类感染。

【基本特征】

小 RNA 病毒科属小 RNA 病毒目，包括 29 个属[1]（Virus Taxonomy: 2014 Release. http://ictvonline.org/virusTaxonomy.asp）。与人类疾病相关的病毒分属于 6 个不同属，其分类和致病性如表 5-6-1 所示[1~3]。

表 5-6-1　小 RNA 病毒科分类、代表病毒及致病性

属	种	代表病毒	致病性	传播途径	阳性样本或组织
心病毒属 Cardiovirus	*Theilovirus*	*Saffold virus*	可能与胃肠炎、呼吸道感染和非脊髓灰质炎导致的迟缓性麻痹有关	不清，可能通过粪 - 口途径和飞沫	鼻洗液，鼻咽拭子，粪便
		Vilyuisk human encephalomyelitis virus	脑炎	不清	脑脊液

续表

属	种	代表病毒	致病性	传播途径	阳性样本或组织
肠道病毒属 *Enterovirus*	人肠道病毒 A～D	脊髓灰质炎病毒，肠道病毒，柯萨奇病毒，埃可病毒	急性呼吸道、胃肠道感染，心肌炎、无菌性脑脊髓膜炎、脊髓灰质炎（脊髓灰质炎病毒）、手-足-口病（EV71 等 20 多个型）	粪-口途径、飞沫和胎盘	鼻洗液，鼻、咽拭子，粪便
	人鼻病毒 A～C	鼻病毒	鼻窦炎、中耳炎、普通感冒、哮喘和慢性支气管炎及慢性阻塞性肺疾病的急性发作、肺炎	呼吸道	鼻洗液，鼻、咽拭子
肝炎病毒属 *Hepatovirus*	甲型肝炎病毒	甲型肝炎病毒	急性肝炎	粪-口途径	粪便
双埃柯病毒属 *Parechovirus*	人双埃柯病毒	人双埃柯病毒 1～6	症状较轻的呼吸道感染和胃肠炎，心肌炎和脑炎病例中有检出	不清，可通过粪-口途径和飞沫	鼻洗液，鼻、咽拭子，粪便
	Ljungan virus	Ljungan 病毒	曾认为与宫内胎儿死亡和糖尿病有关，现需要再次证实	不清	脑、胎盘组织
科萨病毒属 *Cosavirus*	*Cosavirus A*	人 Cosavirus E1	尚未明确	不清，可能通过粪-口途径和飞沫	粪便
嵴病毒属 *Kobuvirus*	爱知病毒 *Aichivirus*	爱知病毒 *Aichivirus*	人胃肠炎	不清，可能通过粪-口途径	粪便

小 RNA 病毒科成员的浮力密度差异大，在氯化铯中的浮力密度心病毒和肠道病毒为 $1.34\ g/cm^3$，口蹄疫病毒为 $1.45\ g/cm^3$，鼻病毒为 $1.40\ g/cm^{3[1]}$。病毒对干燥等环境耐受力较强，对有机溶剂和非离子化去污剂不敏感[1, 4]。心病毒、肠道病毒和甲型肝炎病毒能耐受 pH 小于 3 的环境，双埃可病毒在 pH 为 6 的环境中失活，鼻病毒对 pH 低于 5 和高于 9 的环境敏感。甲肝病毒的热稳定性强，室温下 1 个月后传染力仅下降 1%，60℃加热 10min 以上或者 121℃加热 30min 可灭活病毒；鼻病毒 56℃加热 30 min 可被灭活。化学试剂包括 1.5～2.5mg/L 次氯酸盐处理 15min 和甲醛溶液固定等均可灭活小 RNA 病毒[1, 4]。

传代细胞系或乳鼠可用于肠道病毒的分离，但没有通用的培养体系。脊髓灰质炎病毒可用小鼠肺细胞（L20B）、人横纹肌肉瘤细胞（RD）分离培养；肠道病毒 71 型、柯萨奇病毒 A16 可在 RD 细胞中复制；鼻病毒（A 种和 B 种）可用人宫颈癌细胞（HeLa、H1-HeLa）、人喉癌上皮细胞（HEp-2）等分离；甲型肝炎病毒可在人胚肺细胞（MRC-5）、恒河猴胚肾细胞（FRhK-4）和非洲绿猴肾细胞（BS-C-1）中复制；心病毒可用恒河猴肾细胞（LLC-MK2）分离繁殖；人科萨病毒（Cosavirus）可在人胚肺细胞（MRC-5）中复制。

小 RNA 病毒基因组为单股正链线状 RNA，长度为 7200～9000 个核苷酸。基因组

5′ 端有一连接蛋白 Vpg, 长度为 22 ～ 24 个氨基酸残基, 基因组 3′ 为 poly A 尾。病毒每 5 ～ 10h 完成一个复制周期。病毒基因组翻译成一个大的多聚蛋白, 分为 P1、P2 和 P3 三个区。P1 区包括结构蛋白 VP1 ～ VP4, P2 和 P3 区分别为 2A、2B、2C 和 3A、3B、3C、3D 蛋白酶。大的多聚蛋白被病毒编码的 2A、3C 和 3CD 蛋白酶切割为 VP1 ～ VP4 四种结构蛋白 (除双埃可病毒衣壳为 VP0、VP1 和 VP2 三种蛋白) 和聚合酶等。病毒衣壳由 VP1 ～ VP4 四个结构蛋白组装而成 (除了双埃可病毒衣壳为 VP0、VP1 和 VP2 三种蛋白), 其内包裹病毒基因组 RNA。心病毒在多聚蛋白编码框外还具有一特征性的 L 蛋白, 与其致病性有关[1]。

【形态学与超微结构】

1. 负染观察 小 RNA 病毒无包膜, 呈球形, 直径约 30nm, 表面无突起。小 RNA 病毒负染形态无显著差异 (图 5-6-1 ～图 5-6-3)。重组表达病毒的衣壳蛋白可以包装成为病毒样颗粒 (virus-like particle, VLP), 与野生型病毒形态相似 (图 5-6-4、图 5-6-5)。

2. 超薄切片观察 小 RNA 病毒感染可导致宿主细胞质内膜样结构的增生, 内质网和高尔基体等细胞器无法识别, 细胞质内出现大量的双层膜囊泡 (图 5-6-6 ～图 5-6-9)。病毒 RNA 的复制在囊泡表面进行, 病毒颗粒可在囊泡内或游离于细胞质内, 并可聚集形成晶格状排列 (图 5-6-6、图 5-6-8、图 5-6-9)。

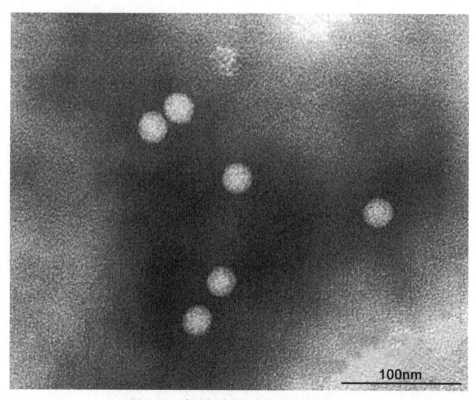

图 5-6-1 脊髓灰质炎病毒的形态 (负染)

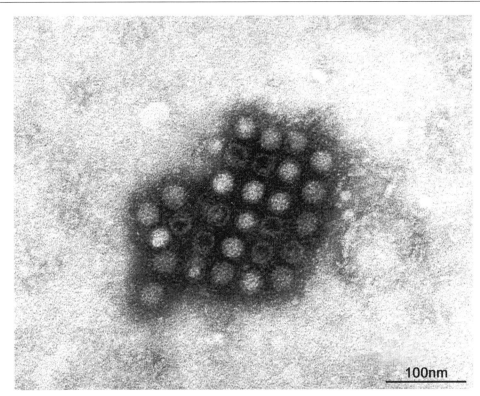

图 5-6-2　甲型肝炎病毒的形态（负染）

图示免疫凝集的甲型肝炎病毒，由于抗体桥包裹病毒颗粒，其边缘呈毛刺状。有的病毒颗粒呈空心状

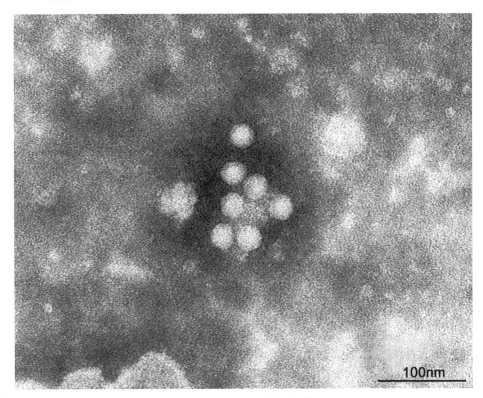

图 5-6-3　EV71 的形态（负染）

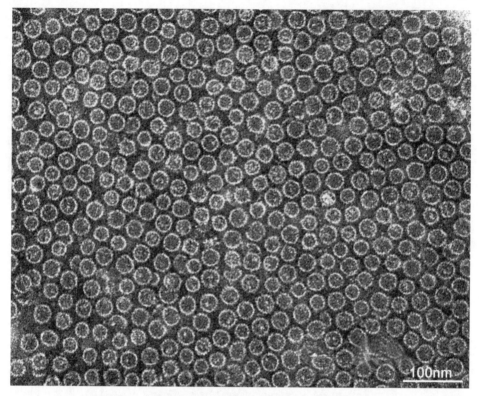

图 5-6-4　大肠杆菌重组表达的 EV71 病毒样颗粒（负染）

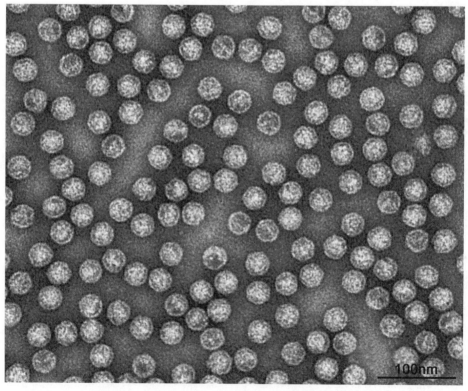

图 5-6-5　酵母重组表达的 EV71 病毒样颗粒（负染）

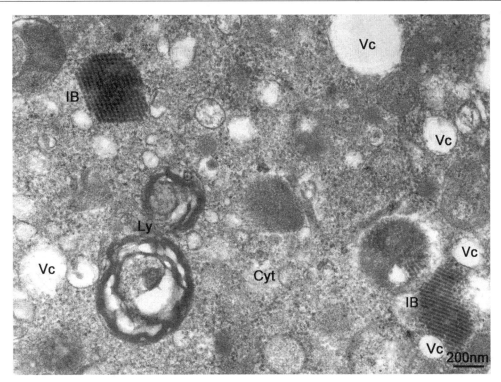

图 5-6-6 脊髓灰质炎病毒在细胞内的形态（超薄切片）

细胞内囊泡结构增生，细胞间质内病毒颗粒聚集排列成结晶状包涵体。Cyt. 细胞质；IB. 包涵体；Ly. 溶酶体；Vc. 囊泡

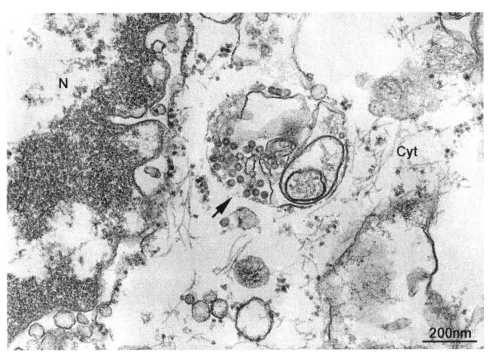

图 5-6-7 甲型肝炎病毒在细胞中的形态（人胚肺细胞超薄切片）

箭头示病毒颗粒聚集于细胞质内的囊泡中。N. 细胞核；Cyt. 细胞质

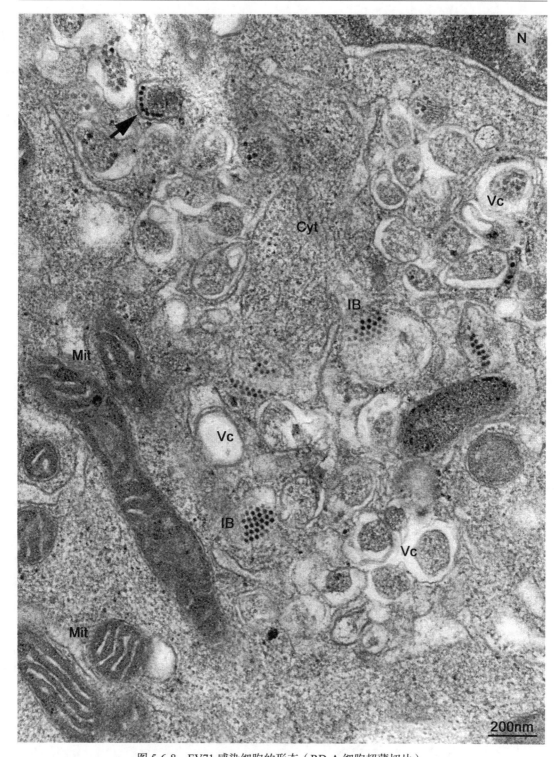

图 5-6-8　EV71 感染细胞的形态（RD-A 细胞超薄切片）

细胞质内形成大量大小不等、形态各异的囊泡结构，病毒颗粒常位于囊泡附近。病毒颗粒可散布于细胞质内，或成串排列（箭头示），或呈结晶状排列形成病毒包涵体。Cyt. 细胞质；IB. 包涵体；Mit. 线粒体；Vc. 囊泡

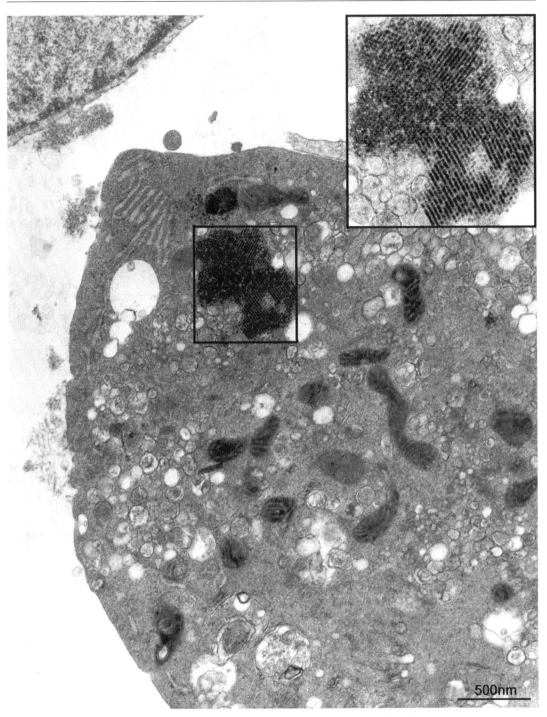

图 5-6-9 柯萨奇病毒感染恒河猴肾细胞的形态（超薄切片）
可见细胞质内出现大量囊泡结构，插图示细胞质内病毒颗粒聚集形成结晶状包涵体。本图由美国耶鲁大学 Caroline K. Y. Fong 博士提供并惠允使用

【主要参考文献】

[1] Racaniello VR. *Picornaviridae*: the viruses and their replication. In: Knipe DM，Howley PM，eds. Fields Virology. 6th ed. Philadelphia: Lippincott Williams &Wilkins. 2013: 453-489.

[2] Khamrin P，Chaimongkol N，Malasao R，et al. Detection and molecular characterization of cosavirus in adults with diarrhea，Thailand. Virus Genes，2012，44（2）:244-246.

[3] Richman DD，等 . 临床病毒学 . 第 3 版 . 陈敬贤等主译 . 北京：科学出版社 . 2012: 1038-1116.

[4] Rezig D，Touzi H，Meddeb Z，et al. Cytopathic effect of human cosavirus （HCoSV）on primary cell cultures of human embryonic lung MRC5. J Virol Methods，2014，207C:12-15.

第六章 朊 病 毒

朊病毒（Prion）是一类存在于哺乳动物和酵母中的具有自我聚集特性的感染性蛋白质。朊病毒至少具有两种不同构象的异构体：细胞朊蛋白（PrP^C）和致病朊蛋白（PrP^{Sc}）。1732 年，在英国发现的绵羊搔痒病（scrapie）是最早发现的哺乳动物朊病毒病。1939 年，Cuille 和 Chelle 首次实现了羊搔痒因子在绵羊与山羊之间的实验性感染。1900～1920年，大洋洲巴布亚新几内亚东部高原福雷（Fore）部族的人群中流行的库鲁病（Kuru）是最早发现的人类朊病毒病。1966 年，美国国立卫生研究院的 Gajdusek GC 等利用非人类灵长类动物模型首次证明 Kuru 的传染性和可传播性。其后，美国加州大学旧金山分校的神经病理学家 Prusiner SB 从羊搔痒病海绵样变的脑悬液里提取到小分子蛋白质成分，定名为朊病毒（Prion，PrP^{Sc}），并证明其传染性，提出"蛋白质（即无核酸的蛋白质）致病"的理论。Merz 等于 20 世纪 80 年代在电子显微镜下发现了羊搔痒病相关纤维（scrapie associated fibrils，SAF）[1]。

【基本特征】

朊病毒对煮沸、干热（360℃ 1 h）、甲醛溶液、紫外线、蛋白酶 K（50 μg/ml，37℃ 30 min）、盐酸胍等理化处理均具有耐受性，常规高压灭菌（121℃ 1 h）也不能使其完全灭活。因此，处理朊病毒污染的方法比较特殊：①一般污染的物品，134～137℃ 1 h，循环 2 次；朊病毒感染的啮齿类动物脑抽提物的消毒需要 134℃持续 5 h[2]；②不耐受高压的物品，可用次氯酸钠（有效氯不能低于 20 000 ppm）或 2～3 mol/L 的 NaOH 浸泡数小时。

常见的朊病毒毒株有 RML（Rocky Mountain Laboratory）、139A、ME7 和 263K 等。朊病毒的扩增主要通过颅内接种小鼠、仓鼠和大鼠等动物[3]。1970 年，Clarke 等用鼠朊病毒适应株 RML 接种鼠成纤维神经细胞瘤细胞系 N2a，建立了朊病毒的复制模型 ScN2a[4]，是目前应用最为广泛的朊病毒细胞模型[5, 6]。此外，朊病毒还可以感染多种细胞系，例如 c-1300（小鼠神经母细胞瘤）、N1E-115（小鼠神经母细胞瘤）、GT-1（小鼠下丘脑神经细胞）、HaB（仓鼠脑组织细胞）、MSC-80（小鼠 Schwann 细胞）、Schwann（小鼠 Schwann 细胞）、DRG（小鼠背根神经节）、SMB（小鼠中胚层来源脑细胞）、L fibroblast（成纤维细胞）、L 23（非特定）、NS1（小鼠脾细胞）、PC12（大鼠嗜铬细胞瘤）、Glial（大鼠 Gasserian 神经节）、RK-13（兔肾上皮细胞）等[7]。

PrP 由染色体基因编码，在人类是 *PRNP*，位于 20 号染色体短臂，编码 253 个氨基酸；在小鼠是 *Prnp*，位于 2 号染色体的同源位置。所有已知的哺乳动物和鸟类 PrP 基因的全部开放读码框架（ORF）都在单一的外显子里。编码蛋白 PrP^C 能够以致病蛋白 PrP^{Sc} 的构象为模板，形成蛋白酶 K 耐受的传染性 PrP^Sc。

朊病毒是人畜共患的可传播性疾病，传播途径包括经口、皮下、静脉、眼内和颅内感染。朊病毒感染后，主要侵犯脑、脊髓等神经系统，淋巴组织和肌肉组织感染也有报道[1]。多种哺乳动物来源的朊病毒都可以通过食物链传给人类，医源性感染也是朊病毒在人与人之间传播的危险隐患。朊病毒引起的人类包括库鲁病（Kuru）、克－雅病（Creutzfeldt-Jakob disease，CJD）、变异的 CJD（variant Creutzfeldt-Jakob disease，vCJD）、格－斯综合征（Gerstmann-Sträussler-syndrome，GSS）、致死性家族失眠症（fatal familial insomnia，FFI）和致死性散发失眠症（fatal sporadic insomnia，FSI）等，引起动物的疾病包括羊搔痒病（scrapie）、牛海绵状脑病（bovine spongiform encephalopathy，BSE，即疯牛病）等。按照发病机制又可以分为散发性、遗传性和传染性[1]。

【形态学与超微结构】SAF 形态可呈两种纤维状结构：Ⅰ型纤维，直径 11～14 nm，由两根直径为 4～6 nm 的原纤维螺旋盘绕形成；Ⅱ型纤维，直径 27～34 nm，由四根原纤维组成[1]。从 139A、ME7 感染的 C57BL 小鼠及 263K 感染的叙利亚仓鼠的脑组织中分离纯化的 SAF 呈纤维状（图 6-0-1）。上述纤维可被免疫胶体金颗粒标记（图 6-0-2）。

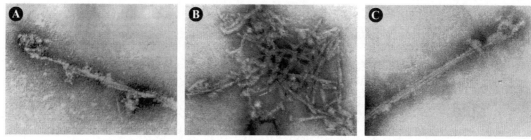

图 6-0-1　鼠脑组织中纯化的搔痒病相关纤维（SAF）形态（负染）

A. 139A SAF 呈棒状纤维状，其周围可附着不定形小团块结构；B. ME7 SAF 呈短棒状，且相互聚集；C. 263K SAF 呈边界清晰的棒状

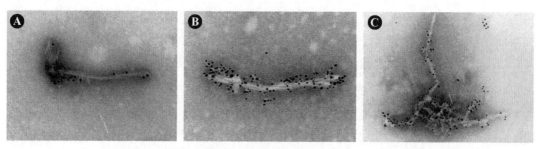

图 6-0-2　免疫胶体金颗粒标记的搔痒病相关纤维（SAF）（负染）

A. 139A SAF；B. ME7 SAF；C. 263K SAF

【主要参考文献】

[1] 洪涛. 传染性与非传染性痴呆症：朊病毒病与阿尔茨海默病. 北京：科学出版社. 2011: 3-28.

[2] Prusiner SB. Prion Biology and Diseases. Cold Spring Harbor, New York: Cold Spring Harbor Laboratory Press. 2003.

[3] Chandler RL. Encephalopathy in mice produced by inoculation with scrapie brain material. Lancet, 1961, 1: 1378-1379.

[4] Clarke MC, Haig DA. Evidence for the multiplication of scrapie agent in cell culture. Nature, 1970, 225: 100-101.

[5] Chesebro B, Wehrly K, Caughey B, et al. Foreign PrP expression and scrapie infection in tissue culture cell lines. Dev Biol Stand, 1993, 80: 131-140.

[6] Butler DA, Scott MR, Bockman JM, et al. Scrapie-infected murine neuroblastoma cells produce protease-resistant prion proteins. J Virol, 1988, 62: 1558-1564.

[7] Solassol J, Crozet C, Lehmann S. Prion propagation in cultured cells. Br Med Bull, 2003, 66: 87-97.

附录 1　噬菌体的形态

　　有尾噬菌体由一个呈二十面立体对称的头部和一个尾部组成（附图1-1～附图1-4）。粪便标本中可检测到噬菌体，需要注意的是有时噬菌体尾部与头部分离，游离存在的头部容易被误认为是致病病毒，检测标本时（如粪便）应当慎重。

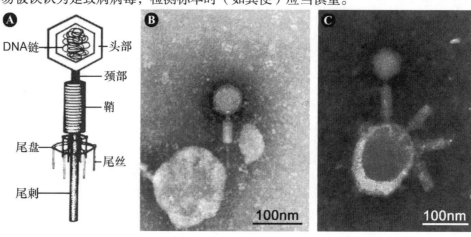

附图 1-1　噬菌体形态

A. 噬菌体模式图；B. 噬菌体负染形态；C. 附着在膜结构表面的噬菌体，其中一个为完整的噬菌体，其余三个仅余尾部。图
A引自：中国医学科学院. 医学生物学电子显微镜图谱. 1978

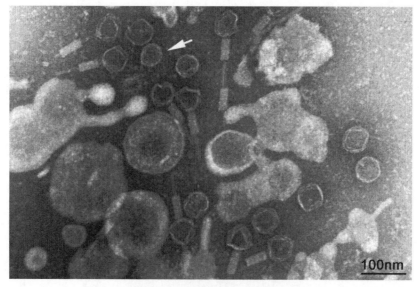

附图 1-2　噬菌体形态（负染）

箭头示游离状态的噬菌体头部，其形态易于与病毒混淆

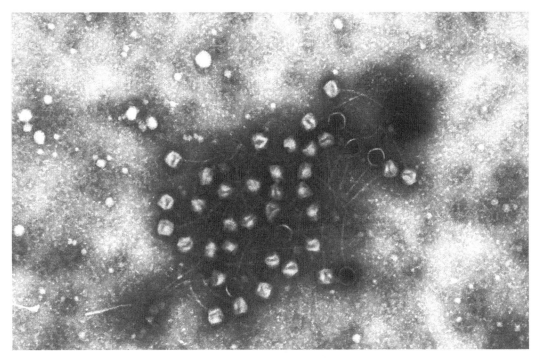

附图 1-3　人粪便中的长尾噬菌体（负染）

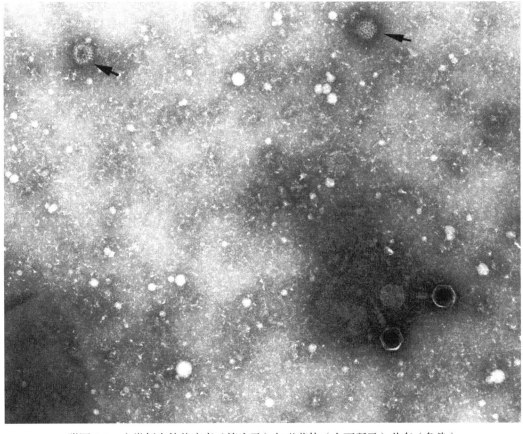

附图 1-4　人粪便中轮状病毒（箭头示）与噬菌体（右下所示）共存（负染）

附录2 支原体的形态

将培养的细胞进行超薄切片分析，有时可见支原体污染。通常支原体形态容易辨别，但有时其切面可呈病毒样结构而被误判。支原体仅有细胞膜，没有细胞壁，形态多变，可呈球形、丝状及其他不规则形态（附图2-1）。

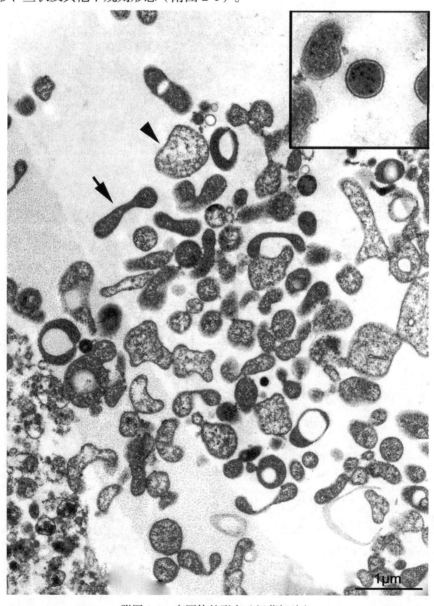

附图2-1 支原体的形态（超薄切片）

箭头示高电子密度的支原体的原生小体，三角示低电子密度的支原体的网状小体。插图示支原体横断面，此结构易与病毒结构混淆

附录3　常规电镜样本制作技术简介

负染技术、超薄切片技术和免疫电子显微镜技术（简称免疫电镜技术）是病毒形态学鉴定常用的技术。负染技术通常适用于液体样本。超薄切片技术通常适用于固态样本（如组织、培养细胞等）。免疫电镜技术通过携带标记物的抗体与抗原特异性结合，再利用电镜观察二者在超微水平的定性和定位[1~4]。

一、负染技术

1959年Brenner和Horne建立了负染技术。负染技术广泛应用于液态样本的电镜观察，对病毒学的发展发挥了极大的推动作用。负染色是一种反衬染色，即通过将样本周围染色而衬托出样本的形态。样本染色后重金属盐溶液聚集在生物标本外围，当溶液中水蒸发后样本周围形成均质的重金属盐，形成电子不透明环境从而呈现为程度不同的黑色，电子透过生物标本而呈现程度不同的亮度从而显示为负的（即较透明的）反差，成像的效果为在黑色背景上低密度的标本（如病毒颗粒）呈现白色透亮状态，从而形成负染色成像[1]。

（一）常用染色剂

负染染色剂为通常含有钨、铀等重金属元素的盐溶液，如磷钨酸、磷钨酸盐、乙酸双氧铀、硅钨酸、甲酸铀、钼酸铵等。磷钨酸盐和乙酸双阳铀是较为常用的染色剂。磷钨酸盐具有较好的稳定性，能够长期保存。乙酸双氧铀染色的病毒颗粒图像较磷钨盐染色更清晰，其溶液被光线照射后会形成沉淀，因此需要避光保存。染色液的pH对染色效果有一定影响，多数病毒以稍偏酸的染色剂（如pH6.8的磷钨酸）进行染色可得到理想的染色效果。

（二）常用的负染方法

常用的负染技术有载网漂浮法和悬滴法，两种方法都较为简单。

1. 载网漂浮法　将一滴样本滴在封口膜上，用载网覆膜面接触样本将载网漂浮在液滴上以吸附样本，之后用滤纸吸去载网上多余的样本。再以同样的操作将载网置于一滴染色液上进行染色，并用滤纸吸去载网上的染液，待载网干燥后即可进行电镜观察。

2. 悬滴法　将样本滴在载网覆膜面上以吸附样本，用滤纸吸除样本后再将染色液滴在载网进行染色，最后用滤纸吸除染色液，待载网干燥后进行电镜观察。

（三）负染样本的处理

样本采集和处理对于负染检测十分重要，采集样本时应注意样本的种类、取材部位、数量、性状等信息。以样本的种类为例，通常粪便标本、皮肤疱疹液标本及病毒的细胞培养上清中病毒载量较大，容易检测到病毒颗粒；而脑脊液、鼻咽拭子、唾液、泪液、尿液及组织活检标本，因为病毒载量小、取样困难或取样量少等因素增加电镜检测的难度。收集患者急性期血清及恢复期（发病后 4 ～ 6 周）血清对于免疫电镜检测十分必要。此外，为了尽可能保存病毒的活性及抗原性，以便进行病毒分离培养或免疫电镜检测，采集的病毒样本最好在 4℃ 条件下送至电镜实验室。通常，对于液态的负染样本，需要根据样本的状况选择处理方法。如果样本（如粪便标本等）内含有大量的杂质，一般需要通过离心以沉淀大量杂质，再重新进行负染制样。如果样本内病毒含量低，则需要对样本进行病毒富集，可采用超速离心、超滤等方法。如果对疱疹进行采样，可以直接将无菌处理后的载网覆膜面接触皮肤破损处的液体，样本干燥后进行染色。对于结痂或组织活检样本可加入适量蒸馏水，进行研磨形成乳浊液，离心后取上清进行负染检测。

值得注意的是，在样本采集及负染制样过程中应当注意生物安全防护，避免造成意外感染事件发生。

（四）提高负染样本检测效率的常用方法[5]

影响负染检测效果主要有两个因素：一是样本内病毒的含量，一是载网吸附样本的能力。可以通过富集样本内病毒的浓度、提高载网吸附能力两个方面以提高负染检测的效率。对于样本的处理通常采取以下方法：

1. 超速离心（ultracentrifugation） 该方法是一种常用的高效浓缩病毒的方法。可以将样本直接进行离心使之沉淀，之后再用少量缓冲液重悬进行制样；可以采用密度梯度超速离心进行病毒的纯化、浓缩之后，再进行负染制样。也可以将样本直接离心到载网上[6]。

2. 琼脂过滤（agar filtration） 该方法是将样本滴在凝固的 2%（*W/V*）琼脂表面，通过凝胶吸收水分而达到浓缩病毒的目的，当液体快被吸干时将载网漂浮于样本之上，将病毒吸附于载网上[7]。

3. 超滤（ultrafiltration） 该方法使用超滤管利用离心作用去除样本内水、盐类和小于超滤管过滤孔径的物质，从而达到浓缩病毒的目的。

4. 免疫凝集（immuno-aggregation）技术[8] 该方法是将病毒抗体（如单克隆抗体、多克隆抗体或抗血清）与样本混合，二者于 37℃ 反应 1h（或置于 4℃ 过夜），然后进行负染制样；也可以将反应液进行超速离心，浓缩后制样。通常抗体能够使病毒颗粒聚集在一起，以便于观察到病毒颗粒。值得注意的是，通过该方法富集的病毒颗粒其表面结合了抗体，会使病毒形态及细节结构变得不清晰，对较小的病毒颗粒的形态影响更为明显。

5. 固相免疫电镜技术（solid phase immunoelectron microscopy，SPIM）　该方法是先用载网吸附病毒抗体，然后再以此载网吸附样本，从而特异性地"钓取"样本内的病毒颗粒[9]。

除了上述方法，还可以采用假复型技术（pseudoreplica technique）[10]、血清琼脂法（serum in agar）[11]、离子交换捕获技术（ion-exchange capture technique）[12] 等方法进行样本富集。

除了上述针对样本的处理方法，还可以通过如下方法提高载网对样本的吸附能力：

1. 辉光放电（glow discharge）　通过辉光放电仪将载网处于电离环境中，从而改变载网表面的电荷情况，提高吸附能力。该方法是最有效的使载网吸附样本的方法之一[13]。

2. 样本内加入牛血清蛋白（bovine serum albumin，BSA）　该方法简便易行，通常在样本内加入终浓度为 0.005% ～ 0.05% 的 BSA，可使疏水的载网变得亲水，从而提高载网的吸附能力[1]。

3. 用阿尔辛蓝（alcian blue）**或多聚赖氨酸**（poly-L-lysine）**处理载网**　二者可增加载网表面的正电荷而增强其吸附病毒的能力。方法是将载网悬浮于 1%（W/V）阿尔辛蓝（1% 乙酸配制）液滴或 0.01% 多聚赖氨酸液滴上，再以蒸馏水洗涤载网，之后再吸附样本进行负染制样[14]。

4. 用紫外线照射载网　可使载网表面产生电荷而增加其吸附能力，通常在距离 6 ～ 10cm 范围内用紫外线照射载网覆膜面 20min 即可[14]。

不同病毒标本采用不同的处理方法后所获的效果不尽相同，应当根据样本的具体情况选择合适的方法，提高透射电镜检测病毒的灵敏度。

二、超薄切片样本制备技术

超薄切片技术是通过超薄切片机将制备好的组织或培养细胞样本切割成厚度为 50 ～ 100nm 的超薄切片，以便在透射电子显微镜下可以进行细胞超微结构及病毒颗粒的观察。进行超薄切片检测的样本，通常需要经过取材、固定、脱水、浸透、包埋、聚合、修块、切片、染色等制样处理[1, 3]。

1. 取材　需要注意如下几点：①取样要快，尽快取样的目的是尽量保持样本处于生理生活状态下进行固定，以避免取材时间过长导致细胞超微结构发生明显的变化。②样本的体积要小，组织或细胞的样本不宜过大，以免内部固定不充分影响超微结构的效果，一般样本体积以不大于 1mm³ 为佳。③保持低温（约 4℃）状态取样，这样可以降低细胞的新陈代谢及细胞内酶的活性，从而减少细胞自溶造成的超微结构损伤。④避免挤压和牵拉对样本目标部位造成机械损伤。⑤取材部位准确可靠，由于取样体积小，取材容易遗漏或偏离取材的目标。[1]

2. 固定　其目的是把细胞在活体状态时的超微结构尽可能完整、真实地保存下来，避免酶对细胞的自溶发生，或外界微生物侵入繁殖而腐败并破坏细胞的超微结构。通常超薄切片的样本需要进行醛类和四氧化锇双固定，而免疫电镜样本应避免四氧化锇和高浓度戊二醛固定，以避免抗原表位被破坏。固定液常选用 2.5% 戊二醛 -2% 多聚甲醛（karnovsky 固定液）和 1% 四氧化锇。免疫电镜制样应用 4% 或更低浓度的多聚甲醛，不用或少用戊二醛（浓度降低至 0.025%），避免使用四氧化锇。常用的缓冲液为 0.1mol/L 二甲胂酸盐（cacodylate）缓冲液、0.1mol/L 磷酸盐缓冲液（PB）及 0.1mol/LPIPES 缓冲液。根据样本体积的大小固定 0.5 ～ 2h 即可。通常，实验动物标本需要进行灌注固定后再取材[1]。

3. 脱水 就是以浓度逐步增加并与树脂相溶的脱水剂（如乙醇、丙酮、环氧丙烷等）逐步替换标本内水的过程，最终使样本处于无水的有机溶剂中。以乙醇为例，常将其配制为 50%、70%、90% 直至 100% 的梯度浓度水溶液，使样本在经过上述（逐级提高浓度）梯度乙醇溶液的过程中逐步置换出标本内的水分。

4. 浸透 是用包埋树脂逐渐置换样本中脱水剂的过程，最终以树脂取代样本中的脱水剂。

5. 包埋 是将浸透好的样本转移至包埋模具中。有时需要使用特殊形状的包埋模具或将样本进行特定方位进行包埋。如对血管或神经组织进行横断面切片时，需要将样本纵轴沿包埋模具纵轴摆放。

6. 聚合 将包埋有样本的液态树脂在特定温度或特定波长的光波（如紫外线）照射等条件下发生聚合反应成为固体树脂的过程，聚合后的固体树脂能够使样本获得足够强度的机械支撑，以满足超薄切片的需要。

7. 修块 对聚合后的树脂样本块进行修整，以暴露树脂内的标本并将暴露的样本平面修整为能够在超薄切片机上进行超薄切片的大小和形状。

8. 切片 超薄切片是通过超薄切片机对修块后的样本进行切片，切片厚度一般为50 ～ 100nm。切片的过程一般包括对刀、切片、展片、捞片等过程。

9. 染色 超薄切片需要经过正染色以增加样本的反差才能进行电镜观察。与负染色衬染的原理不同，正染色通过重金属盐与超薄切片内生物样本结合，提高样本本身各成分间的密度对比，使其呈现出清晰的黑白像。常用的染色剂为乙酸双氧铀（2% 水溶液）和枸橼酸铅（0.4% 水溶液）。乙酸双氧铀主要以提高核酸和蛋白质结构反差为主，枸橼酸铅以提高细胞膜结构和脂类反差为主。通常正染色的步骤为用乙酸双氧铀在避光条件下对切片染色 5 ～ 10min，之后以蒸馏水充分清洗载网。再用枸橼酸铅染色 2 ～ 5min，再以蒸馏水充分清洗载网，载网干燥后即可进行电子显微镜观察。

三、免疫电子显微镜技术

　　免疫电子显微镜技术（简称免疫电镜技术）是通过携带标记物的抗体与抗原特异性结合，再利用电镜观察二者结合的位置，实现在超微结构水平上的定性和定位。由于电镜下不易直接识别抗体分子，因此抗体一般需要携带标志物，标记物为具有高电子密度的物质（如胶体金颗粒、铁蛋白颗粒、量子点颗粒等），常用的免疫电镜标记物是胶体金颗粒和二氨基联苯胺（3，3′-diaminobenzidine，DAB）。免疫标记后形成病毒（抗原）-病毒抗体（一抗）-胶体金抗体或酶标记抗体（二抗）复合物，在电镜下可观察到被胶体金颗粒或 DAB 标记的病毒抗原[4]。

　　一般使用胶体金标记的抗体对液体标本内的病毒颗粒进行免疫标记，通常使用两步法，即先将病毒样本吸附在载网上，然后依次进行一抗和胶体金标记二抗的反应。也可以将一抗与液体标本混合反应之后，再用胶体金标记的二抗与之进行反应，最后将标记后的样本吸附在载网上。

　　通常用于超薄切片样本的标记物为胶体金颗粒或 DAB。常用的标记方法有表面标记、穿透标记、包埋后标记和免疫酶标记。表面标记针对位于细胞表面的抗原。进行表面标记样本的样本，首先经醛类固定，然后进行一抗及胶体金标记二抗的标记，之后进行常规的超薄切片制样处理。穿透标记针对位于细胞内部的抗原。进行穿透标记的样本除了需要用醛类进行固定外，还需要使用穿透剂（通常为皂角苷、Triton X-100 等）进行处理，以便使细胞膜结构出现孔隙从而使抗体及胶体金颗粒能够进入细胞。之后进行常规的超薄切片制样处理。包埋后标记是先进行超薄切片制样，之后再在超薄切片上进行一抗及胶体金标记二抗反应。免疫酶标记的二抗是经过酶标记的抗体，酶的催化作用使其底物反应形成高电子密度物质，电镜观察证明酶的存在，从而对抗原进行定位。免疫酶标记技术常用的是辣根过氧化物酶（horseradish peroxidase，HRP）。DAB 是 HRP 底物，在过氧化氢作用下 HRP 催化 DAB 反应形成高电子密度产物。

【主要参考文献】

［1］洪涛．生物医学超微结构与电子显微镜技术．北京：科学出版社．1984.

［2］Jerome KR. Lennette's Laboratory Diagnosis of Viral Infections. London: Informa Healthcare，2010.

［3］Kuo J. Electron Microscopy Methods and Protocols. Totowa: Humana Press Inc. 2007.

［4］Alexander DH，Bryan TE. Immuno-Gold Electron Microscopy in Virus Diagnosis and Research. Florida：CRC Press. 1992: 3-45.

［5］宋敬东，屈建国，鲁苗壮，等．提高负染法透射电镜检测病毒灵敏度的制样方法及应用．病毒学报，2010，26（5）：410-413.

［6］Jansons J，Harnett GB，Bucens MR. Electron microscopy after direct ultracentrifugation. Pathology，1985，17（1）:29-30.

［7］Anderson N，Doane FW. Agar diffusion method for negative staining of microbial suspensions in salt solutions. Appl Microbiol，1972，24（3）:495-496.

［8］Kjeldsberg E. Immunonegativestain techniques for electron microscopic detection of viruses in human faeces. Ultrastruct Pathol，1986，10（6）:553-570.

［9］Katz D，Straussman Y，Shahar A，et al. Solid-phase immune electron microscopy（SPIEM）for rapid viral diagnosis. J Immunol Methods，1980，38（1-2）:171-174.

［10］Palmer E，Martin M. An Atlas of Mammalian Viruses. Florida：CRC Press. 1982.

［11］Lamontagne L，Marsolais G，Marois P，et al. Diagnosis of rotavirus，adenovirus，and herpesvirus infections by immune electron microscopy using a serum-in-agar diffusion method. Can J Microbiol，1980，26（2）: 261-264.

［12］Codd AA，Narang HK. An ion-exchange capture technique for routine identification of faecal viruses by electron microscopy. J Virol Methods，1986，14（3-4）:229-235.

［13］Aebi U，Pollard TD. A glow discharge unit to render electron microscopic grids and other surfaces hydrophilic. Journal of Electron Microscopic Techniques，1987，7: 29-33.

［14］Robert Koch Institute. 19th Basic Lab Course in Diagnostic EM of Infectious Diseases. Berlin，2012.

附录4　病毒形态检测结果的分析

通常不同病毒科的病毒具有不同的形态（附图4-1），通过病毒的负染形态可以鉴定到病毒科的水平，如痘病毒、腺病毒、疱疹病毒、乳头瘤病毒、流感病毒、冠状病毒、乙型肝炎病毒、轮状病毒、丝状病毒、弹状病毒、副黏病毒等具有明确负染形态特征，可以直接作出判断。某些病毒科内的不同病毒属的形态也具有差异，如呼肠孤病毒科的轮状病毒属，具有车轮状形态及三层衣壳结构，而呼肠孤病毒属则只有双层衣壳且不具有车轮状形态。又如副黏病毒科的副黏病毒亚科病毒的核衣壳直径18nm，螺距5.5nm，而肺病毒亚科病毒的核衣壳直径约为14nm，螺距则约为7nm。布尼亚病毒科的汉坦病毒属包膜上的刺突排列形成栅格结构，而其他病毒属则无如此明显的形态特征。此外，在负染时有些病毒样本内可以检测到一些具有提示作用的结构，如轮状病毒样本内存在双层衣壳颗粒、单层衣壳颗粒。副黏病毒标本内可能出现螺旋对称的核衣壳结构。乙型肝炎病毒样本内可能存在小圆颗粒或管形颗粒结构。出现上述病毒相关结构可能提示相应病毒的存在。对于形态学特征不明显的病毒，则需要通过病毒大小、有无包膜、刺突、对称类型、核衣壳等结构细节对病毒种类进行判断（附表4-1）。

在超薄切片上可以依据病毒在细胞内的位置、病毒是否出芽及病毒导致的细胞超微结构变化等信息对病毒进行鉴定（附图4-2）。如通常DNA病毒在细胞核内发生（痘病毒科除外），RNA病毒多在细胞质内发生（流感病毒等除外）。无包膜的DNA病毒、RNA病毒多以裂解细胞的方式释放。有包膜的DNA病毒在细胞核内组装后，可以从细胞核膜处出芽进入细胞质（如疱疹病毒科）。有包膜的RNA病毒通常在细胞膜处出芽，获得包膜后脱离细胞（如流感病毒、呼吸道合胞病毒、HIV等），或在细胞质内的膜性结构上出芽获得包膜进入膜性结构（如高尔基体、内质网、线粒体或核周隙等）的腔隙内。基于上述信息，当在细胞质内发现病毒结构时，应当注意细胞核内是否也存在病毒颗粒。如果存在则证明可能是DNA病毒；如果细胞核内没有病毒颗粒存在，则该病毒可能是RNA病毒。再结合病毒在切片上的形态，如大小、形状及是否出芽或具有包膜结构等信息对病毒的种类进行判断。

除了病毒的负染形态及其在超薄切片上的形态外，有时病毒导致的宿主细胞的超微病理变化也能为病毒的形态鉴定提供线索。有的病毒可以导致特征性的结构出现，如汉坦病毒感染的细胞内可以出现颗粒状包涵体、丝状包涵体及颗粒丝状包涵体等结构[1]。沙粒病毒可以导致细胞膜处出现沙粒状（实为核糖体）结构的聚集。感染丝状病毒的细胞质内众多长丝状核衣壳平行排列形成特征性的包涵体。正链 RNA 病毒通常会导致细胞质内出现大量囊泡结构。

　　另外，应当注意其他结构与病毒的形态鉴别。如轮状病毒的单层衣壳与噬菌体头部容易混淆；支原体的横断面有时会被误认为是病毒颗粒。当使用乙酸双氧铀进行负染色时，应当避免长时间观察同一区域，因为长时间电子束照射乙酸双氧铀会导致颗粒状结构产生从而被误认为是病毒。

　　在进行病毒的形态鉴定时，如果条件允许应当亲自进行样本观察，才能获得全面、详细的信息，避免仅仅依靠提供的几张照片而做出不恰当的判断。

　　通常对于病毒的形态鉴定，需要将负染、超薄切片或免疫电镜结果及宿主细胞的超微病理变化等多种因素结合起来，综合分析才能获得正确结果。

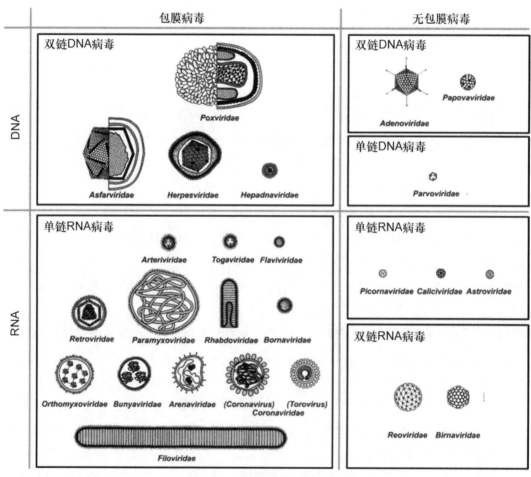

附图 4-1　病毒形态结构示意

本图由美国得克萨斯大学 Frederick A. Murphy 教授提供并惠允使用（有改动）

附表 4-1　病毒结构形态概览

病毒分类		核衣壳形态	包膜	病毒形态		大小 (nm)
				负染	超薄切片	
DNA病毒	痘病毒科	复合对称	有	呈砖形、卵圆形	病毒颗粒位于细胞质内,可见病毒的两个侧体及哑铃状核心	250×300
	疱疹病毒科	立体对称	有	呈球形,核衣壳与包膜间有皮质结构。衣壳轮廓可呈六边形。壳粒较大,呈中空状	在细胞核内可见六边形的实心或空心状病毒核衣壳,细胞质内及细胞外可见有包膜的病毒颗粒	病毒:120～300,核衣壳:100
	腺病毒科	立体对称	无	典型的二十面体立体对称,衣壳轮廓可呈六边形	在细胞核内可见病毒颗粒成结晶状包涵体	80
	乳头瘤病毒科	立体对称	无	呈规则球形	细胞核内可见病毒颗粒	52～55
	多瘤病毒科	立体对称	无	呈规则球形	细胞核内可见病毒颗粒	40～50
	细小病毒科	立体对称	无	衣壳轮廓可呈六边形		18～26
	嗜肝DNA病毒科	立体对称	有	可呈双层外壳的球形颗粒,核心直径约28nm,有时可见直径约22nm的小圆颗粒或管形颗粒样形态	细胞核内可见核心颗粒	42
RNA病毒	反转录病毒科	球形或棒状	有	球形	成熟病毒颗粒位于细胞质内囊泡中或细胞外,病毒颗粒具有圆形或锥形核心结构	80～100
	呼肠孤病毒科	立体对称	无	双层或三层衣壳,有刺突状结构或呈车轮状外形	细胞质内可见圆形病毒颗粒,其中心可呈高电子密度,周围电子密度稍低	70～80
	正黏病毒科	丝状、螺旋对称	有	球形、丝状、多形态	细胞表面可见球形或丝状病毒颗粒,病毒颗粒横断面可见7～8个点状核衣壳横断面	100～300
	副黏病毒科	丝状、螺旋对称	有	球形、丝状、多形态,核衣壳呈鱼骨刺样结构	细胞表面可见球形或丝状病毒颗粒,病毒可呈多形性	150～350
	丝状病毒科	丝状、螺旋对称	有	丝状、多形态	丝状核衣壳在细胞内可聚集形成包涵体。病毒颗粒呈丝状	直径80,长度可达微米

病毒分类	核衣壳形态	包膜	病毒形态 负染	病毒形态 超薄切片	大小（nm）
弹状病毒科	丝状，螺旋对称	有	子弹状	内质网中或细胞质内尼氏小体周围可见出芽的呈弹状的病毒颗粒	80×180
布尼亚病毒科	丝状，螺旋对称	有	球形或球形多形性	汉滩病毒可导致细胞质内出现颗粒状、丝状及颗粒丝状包涵体	80~120
沙粒病毒科	丝状，螺旋对称	有	球形，多形性，刺突明显	病毒内部有颗粒状结构，病毒出芽处的细胞膜内侧有颗粒状结构聚集	50~300
披膜病毒科	立体对称	有	球形，刺突不明显	细胞间质内可出现大量囊泡结构，大小均一的病毒颗粒可位于其内。可见出芽状态的病毒颗粒	60~70
黄病毒科	立体对称	有	球形，刺突不明显	细胞间质内可出现大量囊泡结构，大小均一的病毒颗粒可位于其内。出芽状态的病毒颗粒很少见	40~50
冠状病毒科	螺旋对称	有	球形，多形态，刺突间隔较大且结构明显	细胞间质内可出现大量囊泡结构，病毒颗粒可位于其内。病毒颗粒中心可呈低电子密度，周围高电子密度	50~120
杯状病毒科	立体对称	无	球形，病毒颗粒表面可呈杯状凹陷		27~40
星状病毒科	立体对称	无	球形，病毒颗粒表面可呈现五角或六角形		28~30
小RNA病毒科	立体对称	无	球形，直径均一	细胞间浆内可出现大量囊泡结构，病毒颗粒可位于其细胞质内，病毒颗粒可聚集呈结晶状排列	30

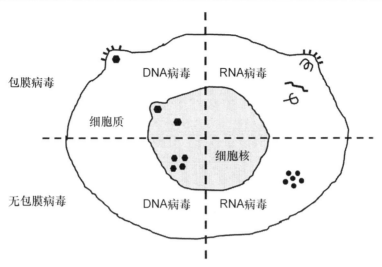

附图 4-2　细胞超薄切片上病毒形态示意图
据文献 2 改编

【主要参考文献】

[1] Hung Tao. Atlas of Hemorrhagic Fever with Renal Syndrome. Beijing: Science Press. 1988.

[2] WHO. Bio-Regional Training Course on Electron Microscopy in Biomedical Research and Diagnosis of Human Disease.Thailand，1991.

附录5 电镜样本操作中的生物安全建议

用于电镜观察的生物样本来源多种多样，其中可能含有病原微生物，因此在电镜样本的制备中，如何保证生物安全是首先需要考虑的问题。在常规电镜样本操作技术中，负染色操作通常对生物样本的活性无显著影响，电子束冲击和真空状态也不能完全灭活样本中的病原微生物[1]，反而可能导致电镜内部的污染，因此在进行负染色操作时必须对样本进行灭活处理；超薄切片技术需要用醛类对样本进行固定处理，而多数病原微生物对醛类固定剂敏感，但如何保证灭活的有效性需要操作人员根据操作对象制定详细的风险评估程序和灭活效果验证规程。

一、电镜样本操作生物安全规程制定要素

1. 风险评估 根据操作样本的活性、生物危害分类和拟使用的样本制备方法等确定其风险。

2. 操作人员 需要经过生物安全培训，建立健康档案并进行必要、合理的免疫接种。操作感染性样本的人员工作中和工作后要求进行健康监测。

3. 设施设备 应配备生物安全柜、压力蒸汽灭菌器和空气消毒设备等基本设备。样本制备应与电镜设备在相对隔离的区域。[2]

4. 体系文件 实验室要根据病原微生物实验室生物安全管理条例建立管理体系文件。

二、负染色样本制备中的风险及控制方法

在使用负染色技术制备样本时，对感染性样本的操作需要根据其生物安全等级选择相应级别的生物安全实验室，并对于负染样本常采取以下方法灭活样本。

（一）负染色操作中的样本灭活方法[3]

对用于负染色制备的样本多采取醛类固定剂进行灭活，对高致病性病原微生物则需要增加紫外线照射和 / 或含氯消毒剂进行灭活。

1. 醛类固定剂灭活方法 大多数病原微生物能够被甲醛和戊二醛灭活。通常采用的几种操作方法如下：

（1）在样本内加入终浓度为 2% 的甲醛或 0.5% 的戊二醛，并作用 20min。该方法会

因为样本内加入了固定液而稀释了样本中的病原微生物的颗粒浓度，必要时可以进行浓缩后再进行负染色制样。

（2）将吸附了样本的载网漂浮在 2% 的甲醛或 0.5% 的戊二醛的液滴上，并作用 20min。该方法的缺点是可能导致吸附在网上的部分病原颗粒被洗脱掉。

（3）将载网放在平皿内的滤纸上，将盛有浓度为 37% 的甲醛的瓶盖也置于平皿内的滤纸上，盖上平皿盖，使载网暴露于甲醛环境中气体内至少 30min。

另外，当怀疑样本内含有孢子时，需要调整甲醛的浓度，使用终浓度为 10% 的甲醛进行灭活。具体使用上述哪种方法应根据操作样本中病原体的种类、浓度和所属生物安全级别等情况进行综合评估后确定。

2. 紫外线照射和含氯消毒剂灭活方法　如果样本中疑似含有高致病性病原微生物，为确保灭活一切病毒（包括滤纸及平皿上的病毒），除了对样本进行醛类灭活外，还应该进行紫外线照射和次氯酸处理。具体做法是将 10% 的次氯酸加入大平皿，使其覆盖整个平皿底部，将盛有载网的小平皿放入大平皿内，并移除小平皿盖子。将上述物品置于紫外灯下，并与载网相距 6.5cm 照射 10min，反转载网后照射另一面 10min。

负染操作过程中的其他物品、设备，如镊子、滤纸、移液器、台面等也应进行相应的病毒灭活处理。

（二）超薄切片样本制备中的风险及控制方法

超薄切片样本制备时，在对感染性样本进行固定前的吸取和转移等操作可能有人员暴露风险，需要根据其生物安全等级选择相应级别的生物安全实验室，人员采取相应的个人防护措施。固定后的样本在普通实验室完成后续制备程序，对于高致病性病原微生物推荐在生物安全二级以上实验室进行切片等操作，并加强个人防护，特别是呼吸道防护。必要时应采取可靠措施进行空气消毒和环境消毒。

参 考 文 献

[1] 洪涛. 生物医学超微结构与电子显微镜技术. 北京：科学出版社. 1984.

[2] Pien BC, Saah JR, Miller SE, et al. Use of sentinel laboratories by clinicians to evaluate potential bioterrorism and emerging infections. Clin Infect Dis, 2006, 42（9）:1311-1324.

[3] http://www.bt.cdc.gov/agent/smallpox/lab-testing/index.asp.

附录 6　重要医学病毒分类简表（按核酸类型）

科（Family）	亚科（Subfamily）	属（Genus）	种（Species）（举例）
双链 DNA 病毒（dsDNA viruses）			
痘病毒科（Poxviridae）	脊椎动物痘病毒亚科（Chordopoxvirinae）	正痘病毒属（Orthopoxvirus）	痘苗病毒（Vaccinia virus）、天花病毒（Variola virus）、猴痘病毒（Monkeypox virus）、牛痘病毒（Cowpox virus）
		副痘病毒属（Parapoxvirus）	口疮病毒（Orf virus）、伪牛痘病毒（Pseudocowpox virus）
		软疣痘病毒属（Molluscipoxvirus）	人传染性软疣病毒（Molluscum contagiosum virus）
疱疹病毒科（Herpesviridae）	疱疹病毒甲亚科（Alphaherpesvirinae）	单纯疱疹病毒属（Simplexvirus）	人疱疹病毒 1 型（Human herpesvirus 1）（Herpes simplex virus 1）、人疱疹病毒 2 型（Human herpesvirus 2）（Herpes simplex virus 2）
		水痘病毒属（Varicellovirus）	人疱疹病毒 3 型（Human herpesvirus 3）（Vericella-zoster virus）
	疱疹病毒乙亚科（Betaherpesvirinae）	巨细胞病毒属（Cytomegalovirus）	人疱疹病毒 5 型（Human herpesvirus 5）（Human cytomegalovirus）
		玫瑰疱疹病毒属（Roseolovirus）	人疱疹病毒 6 型（Human herpesvirus 6）、人疱疹病毒 7 型（Human herpesvirus 7）
	疱疹病毒丙亚科（Gammaherpesvirinae）	淋巴滤泡病毒属（Lymphocryptovirus）	人疱疹病毒 4 型（Human herpesvirus 4）（Epstein-Barr virus）
腺病毒科（Adenoviridae）		哺乳动物腺病毒属（Mastadenovirus）	人腺病毒 3 型、7 型、55 型、5 型、40 型、41 型（Human adenovirus type 3, 7, 55, 5, 40, 41）
多瘤病毒科（Polyomaviridae）		多瘤病毒属（Polyomavirus）	人多瘤病毒 BK（BKV）、人多瘤病毒 JC（JCV）
乳头瘤病毒科（Papillomaviridae）		甲型乳头瘤病毒属（Alphapaillomavirus）	人乳头瘤病毒（Human papillomavirus）
单链 DNA 病毒（ssDNA viruses）			
细小病毒科（Parvoviridae）		红视症病毒属（Erythrovirus）	人细小病毒 B19（Human parvovirus B19）
		依赖病毒属（Dependovirus）	腺相关病毒（Adeno-associated virus）
DNA 和 RNA 反转录病毒（DNA and RNA reverse transcribing viruses）			
嗜肝 DNA 病毒科（Hepadnaviridae）		正嗜肝 DNA 病毒属（Orthohepadnavirus）	乙型肝炎病毒（Hepatitis B virus）

科（Family）	亚科（Subfamily）	属（Genus）	种（Species）（举例）
反转录病毒科（Retroviridae）	正反转录病毒亚科（Orthoretrovirinae）	甲型反转录病毒属（Alpharetrovirus）	
		乙型反转录病毒属（Betaretrovirus）	
		丙型反转录病毒属（Gammaretrovirus）	
		丁型反转录病毒属（Deltaretrovirus）	人嗜T-淋巴细胞病毒1型、2型（Human T-lymphotropic virus 1, 2）
		慢性病毒属（Lentivirus）	人免疫缺陷病毒 I 型（Human immunodeficiency virus I）
	泡沫病毒亚科（Spumaretrovirinae）	泡沫病毒属（Spumavirus）	人泡沫病毒（Human foamy virus）
双链 RNA 病毒（dsRNA viruses）			
呼肠孤病毒科（Reoviridae）	刺突呼肠孤病毒亚科（Spinareovirinae）	正呼肠孤病毒属（Orthoreovirus）	哺乳动物正呼肠孤病毒（Mammalian orthoreovirus）
	无刺突呼肠孤病毒亚科（Sedoreovirinae）	轮状病毒属（Rotavirus）	轮状病毒A、B、C种（Rotavirus A, B, C）
单股负链 RNA 病毒（negative-sense ssRNA viruses）			
弹状病毒科（Rhabdoviridae）		狂犬病毒属（Lyssavirus）	狂犬病病毒（Rabies virus）
丝状病毒科（Filoviridae）		马尔堡病毒属（Marburgvirus）	马尔堡病毒（Marburg virus）
		埃博拉病毒属（Ebolavirus）	埃博拉病毒（Ebola virus）
副黏病毒科（Paramyxoviridae）	副病毒亚科（Paramyxovirinae）	腮腺炎病毒属（Rubulavirus）	腮腺炎病毒（Mumps virus）
		禽副黏病毒属（Avulavirus）	新城疫病毒（Newcastle disease virus）
		呼吸道病毒属（Respirovirus）	仙台病毒（Sendai virus）
		麻疹病毒属（Morbillivirus）	麻疹病毒（Measles virus）
		亨尼病毒属（Henipavirus）	亨德拉病毒（Hendra virus）
	肺病毒亚科（Pneumovirinae）	肺病毒属（Pneumovirus）	人呼吸道合胞病毒（Human respiratory syncytial virus）
		偏肺病毒属（Matepneumovirus）	人偏肺病毒（Human metapneumovirus）
正黏病毒科（Orthomyxoviridae）		甲型流感病毒属（Influenzavirus A）	甲型流感病毒（Influenza A virus）
		乙型流感病毒属（Influenzavirus B）	乙型流感病毒（Influenza B virus）
		丙型流感病毒属（Influenzavirus C）	丙型流感病毒（Influenza C virus）

科（Family）	亚科（Subfamlily）	属（Genus）	种（Species）（举例）
布尼亚病毒科（Bunyaviridae）		正布尼亚病毒属（Orthobunyavirus）	拉克罗斯病毒（La Cross virus）
		汉坦病毒属（Hantavirus）	汉滩病毒（Hantaan virus）
		内罗毕病毒属（Nairovirus）	克里米亚-刚果出血热病毒（Crimean-Congo hemorrhagic fever virus）
		白蛉热病毒属（Phlebovirus）	裂谷热病毒（Rift Valley fever virus）、发热伴血小板减少综合征病毒（Severe fever with thrombocytopenia syndrome bunyvirus）
沙粒病毒科（Arenaviridae）		沙粒病毒属（Arenavirus）	拉沙热病毒（Lassa virus）、淋巴细胞性脉络丛脑膜炎病毒（Lymphocytic choriomeningitis virus）、胡宁病毒（Junin virus）
单股正链 RNA 病毒（positive-sense ssRNA viruses）			
小 RNA 病毒科（Picornaviridae）		肝炎病毒属（Hepatovirus）	甲型肝炎病毒（Hepatitis A virus）
		肠道病毒属（Enterovirus）	脊髓灰质炎病毒（Poliovirus）、人肠病毒（Human enterovirus）、人柯萨奇病毒（Human coxackivurs）
		鼻病毒属（Rhinovirus）	人鼻病毒（Human rhinovirus）
		心脏病毒属（Cardiovirus）	脑炎心肌炎病毒（Encephalomyocarditis virus）
		口蹄疫病毒属（Aphthovirus）	口蹄疫病毒（Foot-and-mouth disease virus）
杯状病毒科（Caliciviridae）		诺瓦克病毒属（Norovirus）	人诺如病毒（Human norovirus）
		札幌病毒属（Sapovirus）	札幌病毒（Sapporovirus）
星状病毒科（Astroviridae）		哺乳动物星状病毒属（Mamastrovirus）	人星状病毒（Human astrovirus）
冠状病毒科（Coronaviridae）	冠状病毒亚科（Coronavirinae）	甲型冠状病毒属（Alphacoronavirus）	人冠状病毒 229E（Human coronavirus 229E）
		乙型冠状病毒属（Betacoronavirus）	严重急性呼吸综合征冠状病毒（severe acute respiratory syndrome coronavirus, SARS CoV）、中东呼吸道综合征冠状病毒（Middle East respiratory syndrome coronavirus, MERS CoV）、人冠状病毒 OC43（Human coronavirus OC43）、人冠状病毒 HKU1（Human coronavirus HKU1）

科 (Family)	亚科 (Subfamily)	属 (Genus)	种 (Species) (举例)
黄病毒科 (Flaviviridae)		黄病毒属 (Flavivirus)	黄热病毒 (Yellow fever virus)、登革热病毒 (Dengue virus)、日本脑炎病毒 (Japanese encephalitis virus)、圣路易斯脑炎病毒 (St. Louis encephalitis virus)、西尼罗病毒 (West Nile virus)
		丙型肝炎病毒属 (Hepacivirus)	丙型肝炎病毒 (Hepatitis C virus)
披膜病毒科 (Togaviridae)		甲病毒属 (Alphavirus)	辛德毕斯病毒 (Sindbis virus)、西方马脑炎病毒 (Western equine encephalitis virus)、东方马脑炎病毒 (Eastern equine encephalitis virus)、委内瑞拉马脑炎病毒 (Venezuelan equine encephalitis virus)、基孔肯雅病毒 (Chikungunya virus)、罗斯河病毒 (Ross River virus)
		风疹病毒属 (Rubivirus)	风疹病毒 (Rubella virus)
戊型肝炎病毒科 (Hepeviridae)		戊型肝炎病毒属 (Hepevirus)	戊型肝炎病毒 (Hepatitis E virus)